Überreicht durch
Wander Pharma GmbH
Nürnberg

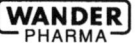

D. Naber F. Müller-Spahn (Hrsg.)

Clozapin

Pharmakologie und Klinik eines atypischen Neuroleptikums

Erfahrungen bei Therapieresistenz,
Minussymptomatik,
Rezidivprophylaxe und Langzeitbehandlung

Mit 8 Abbildungen und 16 Tabellen

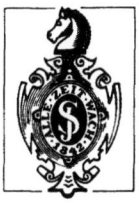

Springer-Verlag
Berlin Heidelberg NewYork
London Paris Tokyo
Hong Kong Barcelona
Budapest

Prof. Dr. med. Dieter Naber
Prof. Dr. med. Franz Müller-Spahn
Psychiatrische Klinik der Universität München
Nußbaumstraße 7
80336 München

ISBN-13: 978-3-540-58664-7   e-ISBN-13: 978-3-642-93565-7
DOI: 10.1007/978-3-642-93565-7

Dieses Werk ist urheberrechtlich geschützt. Die dadurch begründeten Rechte, insbesondere die der Übersetzung, des Nachdrucks, des Vortrags, der Entnahme von Abbildungen und Tabellen, der Funksendung, der Mikroverfilmung oder der Vervielfältigung auf anderen Wegen und der Speicherung in Datenverarbeitungsanlagen, bleiben, auch bei nur auszugsweiser Verwertung, vorbehalten. Eine Vervielfältigung dieses Werkes oder von Teilen dieses Werkes ist auch im Einzelfall nur in den Grenzen der gesetzlichen Bestimmungen des Urheberrechtsgesetzes der Bundesrepublik Deutschland vom 9. September 1965 in der jeweils geltenden Fassung zulässig. Sie ist grundsätzlich vergütungspflichtig. Zuwiderhandlungen unterliegen den Strafbestimmungen des Urheberrechtsgesetzes.

© Springer-Verlag Berlin Heidelberg 1995
Softcover reprint of the hardcover 1st edition 1995

Die Wiedergabe von Gebrauchsnamen, Handelsnamen, Warenbezeichnungen usw. in diesem Werk berechtigt auch ohne besondere Kennzeichnung nicht zu der Annahme, daß solche Namen im Sinn der Warenzeichen- und Markenschutzgesetzgebung als frei zu betrachten wären und daher von jedermann benutzt werden dürften.

Produkthaftung: Für Angaben über Dosierungsanweisungen und Applikationsformen kann vom Verlag keine Gewähr übernommen werden. Derartige Angaben müssen vom jeweiligen Anwender im Einzelfall anhand anderer Literaturstellen auf ihre Richtigkeit überprüft werden.

Satz: RTS, Wiesenbach
SPIN 10478093   25/3130–5 4 3 2 1 0 – Gedruckt auf säurefreiem Papier

Inhalt

Praktischer Umgang mit Clozapin 1
   D. Naber

Therapieresistenz: Definition, Häufigkeit und
therapeutische Möglichkeiten 9
   A. Deister

Behandlung der Therapieresistenzen mit Clozapin 19
   M. Dose

Definition, Diagnostik und Therapie schizophrener
Minusssymptomatik 29
   F. Müller-Spahn, C. Hock und G. Kurtz

Schizophrene negative Symptomatik:
Therapieergebnisse mit Clozapin 53
   A. Marneros

Grundlagen und Strategien neuroleptischer Rezidivprophylaxe –
unter besonderer Berücksichtigung
der neuroleptischen Intervallbehandlung 63
   W. Gaebel

Clozapin in der Rezidivprophylaxe 81
   A. Klimke, E. Klieser und W. Lemmer

Clozapin in der Langzeitbehandlung 93
   J. M. Burchard

Clozapintherapie in der nervenärztlichen Praxis 105
   T. Grobe

Sachverzeichnis 111

Mitarbeiterverzeichnis

Burchard, Johann, Prof. Dr.
Haller Straße 76
20146 Hamburg

Deister, Arno, Priv.-Doz. Dr.
Univ.-Nervenklinik Bonn
Siegmund-Freud-Straße 25, 53127 Bonn

Dose, Matthias, Priv.-Doz. Dr.
Bezirkskrankenhaus Taufkirchen an der Vilz
Bräuhausstraße 5, 84416 Taufkirchen

Gaebel, Wolfgang, Prof. Dr.
Psychiatrische Klinik der Heinrich-Heine-Universität
Bergische Landstraße 2, 40605 Düsseldorf

Grobe, Thomas, Prof. Dr.
Weidenkellerstraße 8
90443 Nürnberg

Hock, Christoph, Dr.
Psychiatrische Klinik und Poliklinik
Forschungsbereich Gerontopsychiatrie
Nußbaumstraße 7, 80336 München

Klieser, E., Priv.-Doz. Dr.
Psychiatrische Klinik der Heinrich-Heine-Universität
Bergische Landstraße 2, 40605 Düsseldorf

Klimke, A., Dr.
Psychiatrische Klinik der Heinrich-Heine-Universität
Bergische Landstraße 2, 40605 Düsseldorf

Kurtz, Gabriele, Dr.
Psychiatrische Klinik der Ludwig-Maximilians-Universität
Nußbaumstraße 7, 80336 München

Lemmer, W., Dr.
Psychiatrische Klinik der Heinrich-Heine-Universität
Bergische Landstraße 2, 40605 Düsseldorf

Marneros, A., Prof. Dr.
Klinik für Psychiatrie der Martin-Luther-Universität
Julius-Kühn-Straße 7, 06097 Halle (Saale)

Müller-Spahn, Franz, Prof. Dr.
Psychiatrische Klinik der Ludwig-Maximilians-Universität
Nußbaumstraße 7, 80336 München

Naber, Dieter, Prof. Dr.
Psychiatrische Klinik der Ludwig-Maximilians-Universität
Nußbaumstraße 7, 80336 München

Praktischer Umgang mit Clozapin

D. Naber

Dosis, Compliance, Wirkung auf kognitive Funktionen

Die zahlreichen Publikationen der letzten Jahrzehnte aus deutschsprachigen und skandinavischen Ländern, wonach Clozapin die schizophrene Positiv- und Minussymptomatik bei der Mehrheit der Patienten deutlich bessert und in Einzelfällen spektakuläre Erfolge erzielt, wurden in den letzten Jahren durch die Erfahrungen in den USA und jetzt auch in Großbritannien bestätigt (Clozapine Study Group 1993; Hirsch u. Puri 1993). Auch die relativ hohe Compliance unter Clozapin, wahrscheinlich zurückzuführen auf das Fehlen klinisch relevanter motorischer Nebenwirkungen und die daraus resultierende gute subjektive Befindlichkeit (Naber et al. 1994), wurde übereinstimmend beobachtet: Bei schizophrenen Patienten unter typischen Neuroleptika liegt sie meist nur bei 30–50 %, unter Clozapin war sie in zahlreichen Untersuchungen mit 50–70 % (Hirsch u. Puri 1993), 68 % (Peacock u. Gerlach 1994), 86 % (Saffermann et al. 1993) und 87 % (Naber u. Hippius 1993) deutlich erhöht.

Die großen regionalen bzw. transatlantischen Unterschiede hinsichtlich der Dosierung bestehen weiterhin: Während in den deutschsprachigen Ländern die tägliche Clozapindosis in der stationären Therapie zumeist 200–250 mg beträgt, sind in Skandinavien Dosierungen zwischen 300 und 400 mg üblich (Peacock u. Gerlach 1994), in den USA mit einer allerdings leichten Tendenz zu niedrigeren Dosierungen überwiegend noch 400–800 mg und in Großbritannien bei allerdings ausgewählt therapieresistenten Patienten 400–450 mg (Clozapine Study Group 1993). Dort werden Erfahrungen aus den deutschsprachigen Ländern bestätigt, wonach in der Rezidivprophylaxe zumindest in Einzelfällen auch eine Dosis von 50 mg/Tag wirksam ist (Hirsch u. Puri 1993). Bei ambulanten Patienten, insbesondere, wenn sie arbeiten, ist eine möglichst niedrige Dosis anzustreben. Für viele Patienten gewähren 100–200 mg eine ausreichende Rezidivprophylaxe.

Die Wirkung von Clozapin auf kognitive Funktionen schizophrener Patienten ist umstritten. Während Classen u. Laux (1988) zwischen 150–500 mg Clozapin und 10–30 mg Haloperidol keinen Unterschied auf sensomotorische Fähigkeiten u. a. kognitive Funktionen fanden, zeigte eine Arbeitsgruppe um Meltzer, daß zahlreiche kognitive Funktionen unter einer 6wöchigen Therapie mit Clozapin bei zuvor therapieresistenten schizophrenen Patienten eine deutliche Besserung zeigten. Einige Tests zeigten nach 6monatiger Clozapintherapie noch weitere signifikante Verbesserungen (Hagger et al. 1993). In einer dritten Studie schließlich wurde beobachtet, daß sich unter Clozapin zwar die schizophrene Plus- und Minussymptomatik hochsignifikant bessert, daß kognitive Defizite in den Bereichen Aufmerksamkeit, Gedächtnis und Problemlösung aber keine Änderung zeigten. In manchen Gedächtnistests wurde sogar eine Verschlechterung beobachtet, wahrscheinlich aufgrund der anticholinergen Eigenschaften von Clozapin (Goldberg et al. 1993).

Umstellung von typischen Neuroleptika auf Clozapin

Bei der Umstellung von konventionellen Neuroleptika auf Clozapin ist nur selten Eile geboten. Überwiegend wird so verfahren, daß der Patient bei Beginn der Clozapintherapie noch weiter die bisherigen typischen Neuroleptika erhält. Unter allmählicher Erhöhung der Clozapindosis wird das zuvor gegebene Neuroleptikum reduziert und nach 1–2 Wochen ganz abgesetzt. In einigen Kliniken wird entgegen dieser Praxis vor dem Verabreichen des Clozapins die Behandlung mit dem typischen Neuroleptikum zuvor abgebrochen. Dieses Verfahren mag für manche Patienten komplikationslos sein, bei ausgeprägt psychotischen und bei suizidalen Patienten hingegen sind die Risiken selbst einer nur kurzen neuroleptikafreien Zeit aber zu vermeiden.

Bei guter Verträglichkeit wird die Clozapindosis in folgenden Schritten erhöht: 12,5 mg am 1. Tag, auf 25–50 mg am 2.–4. Tag, auf 50–100 mg am 5.–7. Tag, auf 100–200 mg am 8.–14. Tag, auf 200–400 mg am 15.–21. Tag und auf 400–600 mg am 22.–28. Tag. Bei Nebenwirkungen, die auf der anticholinergen Wirkung von Clozapin beruhen (u. a. Orthostase, Müdigkeit, Obstipation, delirante Zustände) sollte die Dosiserhöhung noch langsamer erfolgen. Auch nach einem nur mehrwöchigen Absetzen von Clozapin ist bei erneuter Verabreichung das oben angesprochene Schema der Dosissteigerung einzuhalten.

Die deutlich erhöhte Verträglichkeit unter nur langsamem Dosisanstieg (Naber u. Hippus 1993) wurde kürzlich eindrucksvoll bestätigt: Ein Patient zeigte unter 125 mg Clozapin am 5. Tag der Behandlung Symptome von Bewußtseinstrübung, Desorientiertheit und Fieber. Insbesondere wegen einer deutlichen Erhöhung der Kreatinphosphokinase wurde ein neuroleptisches malignes Syndrom diagnostiziert, nach Absetzen von Clozapin war der Patient innerhalb von 2 Tagen wieder hinsichtlich o.a. Symptome unauffällig; 10 Tage später wurde der Patient erneut mit Clozapin behandelt, dieses Mal wurde die Dosis nur an jedem 2. Tag um 25 mg erhöht. Darunter zeigte sich innerhalb von 2–3 Wochen ein deutliches Abklingen der psychotischen Symptome, klinisch relevante Nebenwirkungen traten selbst unter der späteren Maximaldosis von 500 mg nicht auf (Goates u. Escobar 1992).

Kombination von Clozapin mit typischen Neuroleptika und anderen Psychopharmaka

Wenn die Verträglichkeit von Clozapin aufgrund von z. B. EEG-Veränderungen, Müdigkeit, Orthostase oder Hypersalivation eingeschränkt bzw. die noch zu tolerierende Dosis nicht ausreichend wirksam ist, kann Clozapin mit niedrig dosierten, klassischen hochpotenten Neuroleptika (Flupenthixol, Fluphenazin oder Haloperidol) kombiniert werden. Das dafür zugrundeliegende und in der Erfahrung bestätigte Konzept ist, daß mit den unterschiedlichen Nebenwirkungsprofilen die antipsychotische Potenz ansteigt, ohne daß Häufigkeit oder Schweregrad der Nebenwirkungen zunehmen (Gaebel et al. 1993; Naber u. Hippius 1993). Clozapin ist auch mit anderen Substanzen wie Lithium, Benzodiazepinen oder Antidepressiva in jeweils möglichst niedriger Dosis zu kombinieren. Ein erhöhtes Nebenwirkungsrisiko besteht nach bisheriger Erfahrung nur bei der Kombination mit Antidepressiva: Aufgrund der kombinierten anticholinergen Wirkung treten delirante Zustände häufiger auf.

Bei ausgeprägt ängstlichen Patienten wird Clozapin häufig mit Benzodiazepinen kombiniert. Wenn auch entgegen früheren Angaben diese Kombination wahrscheinlich nicht mit einem erhöhten Risiko von Nebenwirkungen, insbesondere von Atemdepression oder Kreislaufkollaps, verbunden ist (Naber u. Hippius 1993), ergibt diese Kombination häufig keine klinisch relevanten Vorteile. Sedation, Anxiolyse und verbesserter Schlaf können zumeist auch durch eine entsprechende Dosierung und tageszeitliche Verteilung von Clozapin in Monotherapie erreicht werden. Nicht nur in Deutschland wird Clozapin relativ häufig mit anderen Psychopharmaka kombiniert (Gaebel et al. 1993), ähnlich sind auch die Gepflogenheiten in Dänemark, wo nur 40 % der Patienten Clozapin in Monotherapie erhalten. Bei 35 % wurde Clozapin mit anderen Neuroleptika kombiniert, 28 % erhielten außerdem Benzodiazepine und 11 % Antidepressiva. Eine erhöhte Nebenwirkungshäufigkeit unter diesen Kombinationen wurde nicht berichtet (Peacock u. Gerlach 1994).

Eine Besonderheit dürfte die Kombination von Clozapin mit dem Serotoninwiederaufnahmehemmer Fluoxetin darstellen (ähnliches gilt wahrscheinlich auch für die Präparate Fluvoxamin und Paroxetin, Daten liegen aber noch nicht vor): Der Serumspiegel von Clozapin und seinen Metaboliten wird unter dieser Kombination um 50–80 % erhöht (Centorrino et al. 1994). Wenn auch in der oben angegebenen Untersuchung keine reduzierte Verträglichkeit bzw. ein erhöhtes Nebenwirkungsrisiko unter der Kombination gefunden wurde, sollte doch die Clozapindosis bei der Kombination mit einem Serotoninwiederaufnahmehemmer möglichst niedrig gehalten bzw. gelegentlich der Plasmaclozapinspiegel bestimmt werden. Als Mechanismus der erhöhten Konzentration wird eine kompetitive Hemmung hepatischer mikrosomaler Oxydasen oder eine reduzierte Bindung an Serumproteine diskutiert.

Nebenwirkungen, Akathisie, malignes neuroleptisches Syndrom

70 % der Patienten zeigen unter Clozapin Nebenwirkungen, die aber nach den meisten Studien nur bei 25–30 % so schwerwiegend sind, daß sie zur Dosisreduktion führen und nur bei 6–10 % zum Absetzen von Clozapin veranlassen (Naber u. Hippius 1993, Stevens u. Gärtner 1993; Clozapine Study Group 1993). Die häufigsten Nebenwirkungen in der stationären Therapie sind EEG-Veränderungen, Müdigkeit, Anstieg der Leberenzyme und Orthostase; ein klarer Zusammenhang zwischen Dosis und Auftreten von Nebenwirkungen besteht nur hinsichtlich Krampfanfällen. Bei ambulanten Patienten sind insbesondere Müdigkeit und Gewichtszunahme die Nebenwirkungen, die am häufigsten zur Dosisreduktion oder gar zum Absetzen führen.

Der in zwei amerikanischen Untersuchungen veröffentlichte Befund, wonach unter Clozapin eine Akathisie ähnlich häufig auftritt wie unter typischen Neuroleptika (Claghorn et al. 1987; Cohen et al. 1991), steht in großem Widerspruch zur Erfahrung deutschsprachiger und skandinavischer Autoren. In einer neueren amerikanischen Untersuchung zeigte sich in Übereinstimmung mit dieser Erfahrung, daß die Patienten, die unter typischen Neuroleptika zuvor eine Akathisie hatten, unter Clozapin innerhalb von 3–12 Wochen eine hochsignifikante Besserung dieser sehr quälenden Nebenwirkung erfuhren. Bei den Patienten, die zuvor unter typischen Neuroleptika nicht unter einer Akathisie litten, wurde sie auch unter Clozapin nicht beobachtet (Safferman et al. 1993).

Die gerade unter ambulanter Therapie häufig schwerwiegende Nebenwirkung der Müdigkeit kann nach amerikanischen Autoren zumindest in Einzelfällen erfolgreich mit dem Sympathomimetikum Ritalin behandelt werden (Burke u. Sebastian 1993). Wenn auch Ritalin – zumindest in Deutschland – wegen der Abhängigkeitsgefahr nur sehr selten angewandt wird, ist bei den Patienten, die trotz befriedigender erwünschter Wirkung wegen ausgeprägter Müdigkeit ein Absetzen von Clozapin erwägen, ein Behandlungsversuch mit Ritalin vielleicht indiziert.

Das maligne neuroleptische Syndrom, das bei bis zu 20 % der Patienten tödlich verläuft, kann wahrscheinlich auch unter der Behandlung mit Clozapin auftreten (Müller-Spahn u. Kurtz 1993). Bei kritischer Sicht der beobachteten Einzelfälle fällt aber auf, daß die Einschlußkriterien erheblich differieren. Erschwerend ist auch die unter Clozapin als typische Nebenwirkung bekannte und im Vergleich zu klassischen Neuroleptika häufiger auftretende benigne reversible Hyperthermie. Ein ausgeprägtes Fieber, kombiniert mit vegetativen Symptomen, aber ohne Extrapyramidalsymptomatik, läßt die Diagnose eines maligen neuroleptischen Syndroms nur bedingt zu. Dies wird auch deutlich bei der oben angesprochenen Kasuistik, bei der die Diagnose eines malignen neuroleptischen Syndroms auf Bewußtseinstrübung, Desorientiertheit, Fieber von 38,3 °C und einer erhöhten Kreatinphosphokinase beruhte, die typischen motorischen Symptome aber fehlten (Goates u. Escobar 1992). Bei akut erkrankten schizophrenen Patienten mit anamnestisch bekanntem neuroleptischen malignen Syndrom ist weiterhin wohl am ehesten eine Therapie mit Clozapin zu erwägen. In einer retrospektiven Studie wurde gezeigt, daß von 9 derartigen Patienten 8 Clozapin ohne größere Nebenwirkungen tolerierten, nur bei einem Patienten mußte Clozapin wegen eines erneut beginnenden neuroleptischen malignen Syndroms abgesetzt werden (Weller u. Kornhuber 1992).

Häufigkeit und Therapie der Agranulozytose

Das Auftreten von Störungen des hämatopoetischen Systems, insbesondere der Agranulozytose, zählt zu den am meisten gefürchteten Komplikationen einer Therapie mit Clozapin. Es sollte aber daran erinnert werden, daß Leukopenie und Agranulozytose auch unter anderen trizyklischen Neuroleptika (und Antidepressiva) auftreten können. Ein im Vergleich zu typischen Neuroleptika erhöhtes Risiko von Clozapin wird zwar vermutet, ist aber nicht bewiesen. Eine Agranulozytose wird weltweit als ein Absinken der neutrophilen Granulozyten unter 500/mm^3 verstanden. Eine Granulozytopenie liegt vor, wenn im peripheren Blutbild weniger als 1 500 Granulozyten/mm^3 meßbar sind. Dagegen ist die Definition einer Leukozytopenie mit Grenzwerten zwischen 3 000–4 000 Leukozyten/mm^3 nicht einheitlich.

Um eine Agranulozytose rechtzeitig erkennen zu können, wurde bereits 1979 das Konzept einer „kontrollierten Anwendung" für eine Clozapintherapie zwischen dem Hersteller und dem Bundesgesundheitsamt vereinbart. Danach soll Clozapin nicht an Patienten mit weniger als 3 500 Leukozyten/mm^3 oder weniger als 1 500 neutrophilen Granulozyten/mm^3 verabreicht werden. Während der ersten 18 Wochen einer Clozapinbehandlung muß die Leukozytenzahl wöchentlich, nachher nur noch monatlich kontrolliert werden. Auch bei einem nur kurzfristigen Absetzen (mehr als 2 Wochen) von Clozapin muß über die folgenden 18 Wochen die Leukozytenzahl erneut wöchentlich kontrolliert werden.

Aufgrund der strengen Bestimmungen in den USA, die gewährleisten, daß ein Patient Clozapin nur nach der Blutbildkontrolle (auch über den Zeitraum von 18 Wochen hinaus wöchentlich) erhält, sind jetzt genauere Daten zu Leukopenie und Agranulozytose unter Clozapin bekannt (Alvir et al. 1993): Von 11 555 Patienten erlitten 73 eine Agranulozytose, 2 starben an den Komplikationen einer Infektion. Die kumulative Inzidenz der Agranulozytose beträgt nach einem Jahr 0,8 %, nach 1,5 Jahren 0,9 %. Die Agranulozytose entwickelte sich bei 23 Patienten innerhalb von 2 Monaten nach Beginn der Clozapinbehandlung, bei 61 Patienten innerhalb von 3 und bei 70 innerhalb von 6 Monaten. Diese letzten Angaben bestätigen die europäische Erfahrung, wonach 85 % der Agranulozytosen in den ersten 18 Behandlungswochen auftreten.

Die Entwicklung der Agranulozytose betrug im Durchschnitt 29 ± 23 Tage bzw. bei der Hälfte der Patienten verringerte sich die Zahl der Leukozyten bereits 4 Wochen vor der Agranulozytose. 16 Patienten aber, bei denen ein Abfall der Leukozyten zu beobachten war, hatten in der Woche vor Beginn der Agranulozytose noch mehr als 3 500 Leukozyten/mm^3, und bei 6 Patienten entwickelte sich die Agranulozytose in weniger als 2 Wochen. In Großbritannien sind die Verschreibungsrichtlinien für Clozapin ähnlich streng wie in den USA, die Inzidenz einer Agranulozytose allerdings deutlich geringer. Von 2 337 mit Clozapin behandelten

Patienten entwickelten 74 (3,2 %) eine Neutropenie, nur 11 Patienten (0,4 %) eine Agranulozytose, einer dieser Patienten verstarb (Hirsch u. Puri 1993). Ähnlich sind die Daten einer Untersuchung aus Dänemark (Peacock u. Gerlach 1994): Mit einem Erfassungssystem ähnlich wie in Deutschland und somit von begrenzter Genauigkeit wurde festgestellt, daß das Risiko einer Agranulozytose bei 0,3 % liegt, ein Todesfall wurde nicht berichtet. Ob die gegenüber Europa erhöhte Agranulozytosehäufigkeit in den USA nur mit der besseren Erfassung zusammenhängt oder ob auch genetische Faktoren von Bedeutung sind, ist zumindest derzeit unbekannt.

Obwohl Clozapin nicht empfohlen wird für Patienten, die zuvor unter konventionellen Neuroleptika eine Agranulozytose entwickelten, haben Bauer u. Mackert (1994) eine derartige Patientin erfolgreich und komplikationslos mit Clozapin behandelt. Drei Jahre zuvor entwickelte sie unter 6wöchiger kombinierter Behandlung von Benperidol und Levomepromazin eine Agranulozytose, die nach Absetzen der Neuroleptika innerhalb von einer Woche ohne Komplikationen abklang. In den folgenden Jahren war sie ohne neuroleptische Behandlung unauffällig, bis sie erneut psychotisch wurde und auch nach Behandlung mit 12 mg Haloperidol und 800 mg Perazin keine Besserung zeigte. Trotz der anamnestisch bekannten Agranulozytose wurde ein Versuch mit Clozapin unternommen. Innerhalb von 30 Tagen wurde die Dosis allmählich auf 700 mg erhöht, Perazin parallel reduziert und abgesetzt. Die Blutbildkontrollen zeigten einen unauffälligen Befund, 2 Monate später wurde die Patientin mit einer täglichen Dosis von 25 mg Clozapin entlassen, auch die folgenden Untersuchungen über 2 Jahre zeigten unter Clozapin keine hämatologischen Störungen. Diese Kasuistik deutet an, daß bei strenger Indikationsstellung bzw. bei dem weitgehenden Versagen von typischen Neuroleptika auch bei Patienten mit einer Agranulozytose in der Anamnese ein Therapieversuch mit Clozapin gewagt werden kann.

Nach Absetzen von Clozapin normalisiert sich das Blutbild i. allg. innerhalb von 2–4 Wochen. Die Prognose einer Agranulozytose ist bei einer frühzeitigen Behandlung bzw. bereits bei einem Granulozytenabfall unter 1000/mm^3 mit hämatopoetischen Wachstumsfaktoren wie dem Granulozyten-Makrophagen-Koloniestimulierenden Faktor (GM-CSF) oder dem Granulozyten-Kolonie-stimulierenden Faktor (G-CSF) günstiger. Nach Informationen der Fa. Sandoz zeigte sich bei 43 Patienten, daß der Anstieg der neutrophilen Granulozyten, der ohne Behandlung erst nach 15 Tagen zu beobachten ist, unter der Behandlung mit GM-CSF oder G-CSF bereits nach 8 Tagen eintritt. Die im Vergleich zu früheren Jahren jetzt deutlich geringere Letalität der Patienten mit Agranulozytose mag auf die mittlerweile übliche schnelle Behandlung mit den hämatopoetischen Wachstumsfaktoren zurückzuführen sein.

Literatur

Alvir JMJ, Lieberman JA, Safferman AZ, Schwimmer JL, Schaaf JA (1993) Clozapine-induced agranulocytosis. Incidence and risk factors in the United States. N Engl J Med 329:162-167

Bauer M, Mackert A (1994) Clozapine treatment after agranulocytosis induced by classic neuroleptics. J Clin Psychopharmacol 14:71-73

Burke M, Sebastian CS (1993) Treatment of clozapine sedation. Am J Psychiatry 150:1900-1901

Centorrino F, Baldessarini RJ, Kando J, Frankenburg FR, Volpicelli SA, Puopolo PR, Flood JG (1994) Serum concentrations of clozapine and its major metabolites: effects of cotreatment with fluoxetine or valproate. Am J Psychiatry 151:123-125

Claghorn J, Honigfeld G, Abuzzahab FS, Wang R, Steinbrook R, Tuason V, Klerman G (1987) The risks and benefits of clozapine versus chlorpromazine. J Clin Psychopharmacol 7:377-384

Classen W, Laux G (1988) Sensorimotor and cognitive performance of schizophrenic inpatients treated with haloperidol, flupenthixol, or clozapine. Pharmacopsychiatry 21:295-297

Clozapine Study Group (1993) The safety and efficacy of clozapine in severe treatment-resistant schizophrenic patients in the UK. Br J Psychiatry 163:150-154

Coates MG, Escobar JI (1992) An apparent neuroleptic malignant syndrome without extrapyramidal symptoms upon initiation of clozapine therapy: report of a case and results of a clozapine rechallenge. J Clin Psychopharmacol 12:139-140

Cohen BM, Keck PE, Satlin A, Cole JO (1991) Prevalence and severity of akathisia in patients on clozapine. Biol Psychiatry 29:1215-1219

Gaebel W, Klimke A, Klieser E (1993) Kombination von Clozapin mit anderen Psychopharmaka. In: Naber D, Müller-Spahn F (Hrsg) Clozapin. Pharmakologie und Klinik eines atypischen Neuroleptikums. Neuere Aspekte der klinischen Praxis. Springer, Berlin Heidelberg New York Tokyo, S 43-58

Goldberg TE, Greenberg RD, Griffin SF et al. (1993) The effect of clozapine on cognition and psychiatric symptoms in patients with schizophrenia. Br J Psychiatry 162:43-48

Hagger C, Buckley P, Kenny JT, Friedman L, Ubogy D, Meltzer HY (1993) Improvement in cognitive functions and psychiatric symptoms in treatment-refractory schizophrenic patients receiving clozapine. Biol Psychiatry 34:702-712

Hirsch SR, Puri BK (1993) Clozapine: progress in treating refractory schizophrenia. Br Med J 306:1427-1428

Müller-Spahn F, Kurtz G (1993) Blutbildveränderungen und andere schwerwiegende Nebenwirkungen unter Clozapintherapie. In: Naber D, Müller-Spahn F (Hrsg) Clozapin. Pharmakologie und Klinik eines atypischen Neuroleptikums. Neuere Aspekte der klinischen Praxis. Springer, Berlin Heidelberg New York Tokyo, S 75-89

Naber D, Hippius H (1993) Indikation, Wirksamkeit und Verträglichkeit von Clozapin. Klinische Erfahrungen bei 1058 stationären Behandlungen. In: Naber D, Müller-Spahn F (Hrsg) Clozapin. Pharmakologie und Klinik eines atypischen Neuroleptikums. Neuere Aspekte der klinischen Praxis. Springer, Berlin Heidelberg New York Tokyo, S 91-101

Naber D, Walther A, Kircher T, Hayek D, Holzbach R (1994) Subjective effects of neuroleptics predict compliance. In: Gaebel W, Awad H (Hrsg) Prediction of neuroleptic treatment outcome in schizophrenia - concepts and methods. Springer, Berlin Heidelberg New York Tokyo

Oberbauer H, Hummer M, Fleischhacker WW (1993) Clozapin - Dosierung und Plasmaspiegel. In: Naber D, Müller-Spahn F (Hrsg) Clozapin. Pharmalogie und Klinik eines atypischen Neuroleptikums. Neuere Aspekte der klinischen Praxis. Springer, Berlin Heidelberg New York Tokyo, S 39-42

Peacock K, Gerlach J (1994) Clozapine treatment in Denmark: Concomitant psychotropic medication and hematologic monitoring in a system with liberal usage practices. J Clin Psychiatry 55:44-49

Saffermann AZ, Lieberman JA, Pollack S, Kane JM (1993) Akathisia and clozapine treatment. J Clin Psychopharmacol 13:286-287

Stevens I, Gärtner HJ (1993) Umgang mit unerwünschten Arzneimittelwirkungen (UAW). In: Naber D, Müller-Spahn F (Hrsg) Clozapin. Pharmakologie und Klinik eines atypischen Neuroleptikums. Neuere Aspekte der klinischen Praxis. Springer, Berlin Heidelberg New York Tokyo, S 59-74

Weller M, Kornhuber J (1992) Clozapine rechallenge after an episode of 'Neuroleptic Malignant Syndrome'. Br J Psychiatry 161:855-856

Therapieresistenz: Definition, Häufigkeit und therapeutische Möglichkeiten

A. Deister

Die Beschäftigung mit einer ,,Therapieresistenz" erscheint auf den ersten Blick als ein Widerspruch in sich selbst. Bei näherer Betrachtung zeigt es sich jedoch, daß mit dem Begriff der ,,Therapieresistenz" bei schizophrenen Psychosen ganz unterschiedliche Phänomene benannt werden und daß sie nicht das Ende der therapeutischen Bemühungen darstellt. Das Auftreten von Therapieresistenz ist im Gegenteil gerade eine Herausforderung an das Ausschöpfen sämtlicher therapeutischer Möglichkeiten bei der Behandlung schizophrener Psychosen.

Bevor im folgenden Beitrag auf die therapeutischen Handlungsmöglichkeiten näher eingegangen wird, soll zunächst den Fragen nachgegangen werden, *was als Therapieresistenz bezeichnet* werden kann und *wie sie vorhergesagt wird*.

Methodische Vorbemerkungen

Therapieresistenz kann grundsätzlich zu unterschiedlichen Zeitpunkten im Verlauf einer schizophrenen Psychose beurteilt werden: Am Ende der einzelnen Episode, nach langjährigem Verlauf oder als Häufigkeit von Krankheitsrezidiven. Je nach dem berücksichtigten Zeitpunkt können ganz unterschiedliche Häufigkeitsangaben resultieren.

In einer Studie von Möller u. von Zerssen (1986) zeigte es sich, daß am Ende einer Episode 14 % der schizophrenen Patienten einen unveränderten Befund und 3 % der Patienten sogar einen im Vergleich zum Aufnahmezeitpunkt verschlechterten psychopathologischen Befund aufwiesen. Weitere 28 % der Patienten erwiesen sich als nur wenig gebessert.

Nach durchschnittlich 25jährigem Verlauf schizophrener Psychosen erwies sich der Anteil der Verläufe mit eher ungünstigem Ausgang auch als von dem jeweils untersuchten Ausgangsparameter abhängig (Marneros et al. 1991). Während 93 % der Patienten weiterhin psychopathologisch relevante Symptome aufwiesen und somit eher einen ungünstigen Ausgang hatten, stellte sich die Situation wesentlich günstiger dar, wenn die Bewahrung der Autarkie (bei 41 % der Patienten) als Ausgangskriterium genommen wurde. Langzeitstudien der Schizophrenie zeigen auch, daß in aller Regel mehr als eine Episode auftritt, es also zu Rezidiven kommt. Im Material der Köln-Studie (Marneros et al. 1991) weisen nur knapp 9 % der Patienten lediglich eine Episode auf. Etwa 24 % der Patienten mußten auf der anderen Seite sogar dauerhospitalisiert werden, d. h., sie befanden sich länger als 3 Jahre kontinuierlich in einer psychiatrischen Behandlungseinrichtung.

Definition und Häufigkeit von Therapieresistenz

Die folgenden Übersichten zeigen Definitionsversuche von Therapieresistenz (Brenner et al. 1990; International Psychopharmacology Algorithm Project). Die wesentlichen Bestandteile dieser Definitionen sind die eindeutige Diagnose einer schizophrenen Psychose und das Persistieren von krankheitsbedingten Veränderungen trotz ausreichend langer und gezielter Therapie.

Allgemeiner Definitionsversuch von Therapieresistenz (nach Brenner et al. 1990)

- Persistierende psychotische Symptome,
- mit deutlichen Behinderungen und/oder Verhaltensauffälligkeiten,
- bei eindeutig diagnostizierten schizophrenen Patienten,
- trotz einer üblichen und rationalen psychopharmakologischen und psychosozialen Behandlung,
- über einen ausreichend langen Zeitraum.

Spezieller Definitionsversuch von Therapieresistenz (nach „International Psychopharmacology Algorithm Project", unpubliziert)

- Mindestens 3 Behandlungsphasen mit Neuroleptika in den vergangenen 5 Jahren (aus mindestens 2 unterschiedlichen chemischen Klassen),
- mit einer Dosierung von mindestens 1000 mg/Tag Chlorpromazinäquivalent,
- für jeweils mindestens 6 Wochen,
- jede ohne signifikante Besserung der Symptomatik,
- keine Periode mit einem „good functioning" innerhalb der letzten 5 Jahre.

Versucht man, die hier beschriebenen Kriterien für Therapieresistenz auf verschiedene Studien mit dem Ziel anzuwenden, eine Aussage über die Häufigkeit therapieresistenter schizophrener Patienten zu erhalten, stößt man auf eine Vielzahl methodischer Probleme, die den Vergleich der einzelnen Studien beeinträchtigen.

Die wichtigsten Probleme sind:
- unterschiedlich breite Kriterien für Schizophrenie, so daß evtl. auch schizoaffektive Psychosen mit eingeschlossen sind,
- Vernachlässigung des Langzeitverlaufs und des evtl. Subtypwechsels,
- unterschiedliche Definition der Minussymptomatik,

- Vernachlässigung des Anteils von Spontanremissionen,
- unterschiedliche Kriterien für Therapieresistenz.

Die Auswirkung unterschiedlicher definitorischer Ansätze auf die Häufigkeit von Therapieresistenz zeigt sich deutlich, wenn unterschiedliche Kriterien auf die gleiche Patientenpopulation angewendet werden. Im Rahmen der klinischen Standarddokumentation der Psychiatrischen Universitätskliniken Bonn werden routinemäßig für jeden Patienten die Scores der Clinical Global Impression Scale (CGI) in wöchentlichen Abständen zwischen Aufnahme und Entlassung bestimmt.

Wurden diejenigen Patienten, die nicht eine Besserung von mindestens 1 CGI-Punkt aufwiesen, als therapieresistent bezeichnet, so war eine Häufigkeit von 18 % zu finden. Wurde dagegen eine Besserung um mindestens 2 CGI-Punkte als Beleg für eine klinische Besserung gefordert, so waren bereits 46 % der Patienten „therapieresistent"; bei einer Schwelle von 3 CGI-Punkten fanden sich sogar 70 % der Patienten (Abb. 1). Ähnliche Ergebnisse ergaben sich bei der Berücksichtigung unterschiedlicher Behandlungszeiträume. Nach 2 Wochen waren es noch 60 %, die nicht mindestens um 1 CGI-Punkt gebessert erschienen, nach 4 Wochen 45 %, nach 6 Wochen 26 % und bei Entlassung 18 % der Patienten (Abb. 2).

Aus einer in diesem Zusammenhang häufig zitierten Studie von Lieberman et al. (1991) ließ sich eine Zahl von 13 % therapieresistenter Patienten entnehmen. In dieser Studie wurden 56 schizophrene und schizoaffektive Patienten zunächst über insgesamt 10 Wochen mit 2 unterschiedlichen Dosierungen von Fluphenazin (20 bzw. 40 mg/Tag) behandelt. Darunter zeigte sich bei 22 % der Patienten keine Besserung. Die anschließende Gabe von 20 bzw. 40 mg Haldol über insgesamt ebenfalls 6 Wochen ergab noch immer bei 20 % der Patienten keinen ausreichenden Therapieerfolg. Die abschließende Gabe von 300 mg Molindon täglich ließ dann bei weiteren 7 % der Patienten noch eine Besserung eintreten.

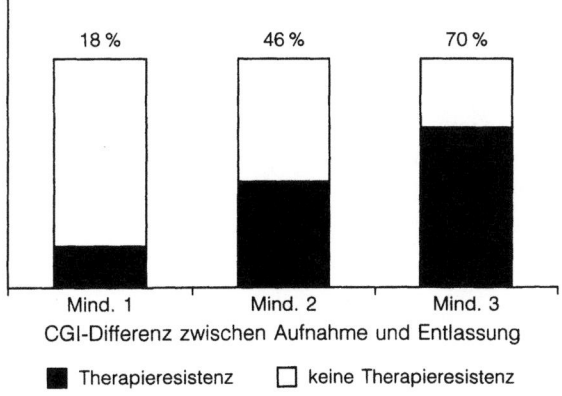

Abb. 1. Abhängigkeit der „Therapieresistenz" vom zugrundegelegten Grad der Besserung (Scores der CGI-Skala)

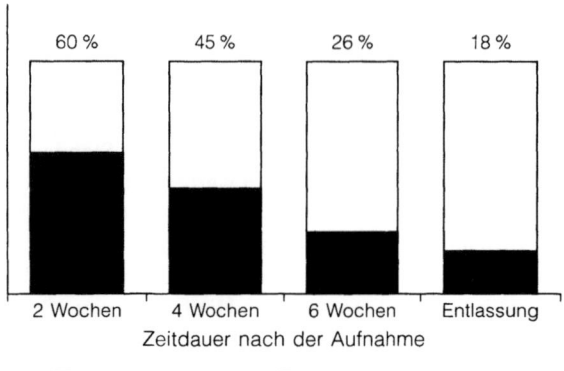

Abb. 2. Abhängigkeit der „Therapieresistenz" von der Dauer der Behandlung nach stationärer Aufnahme

Einflußfaktoren auf das Auftreten von Therapieresistenz

Therapieresistenz ist kein eindimensionales Geschehen. Eine Vielzahl unterschiedlicher Faktoren beeinflußt das Auftreten (Abb. 3). Besonders zu nennen sind dabei Patientenfaktoren, Medikamentenfaktoren, Faktoren der Familie und Faktoren der Umwelt. Unter den Patientenfaktoren spielen die Noncompliance, die Ausprägung der Minussymptomatik sowie organische Faktoren eine große Rolle, bei den Medikamentenfaktoren sind es insbesondere unerwünschte Nebenwirkungen, falsche Medikamentenwahl, inadäquate Dosierungen und zu kurze Behandlungsdauer (Dose 1993; May et al. 1988; Tegeler 1993).

Nach einer Literaturübersicht von Möller (1993) werden folgende psychopathologische Parameter als Prädiktoren für das Auftreten von Therapieresistenz genannt:

- schlechte soziale Anpassung,
- schleichender Krankheitsbeginn,
- jüngeres Alter bei Erkrankungsbeginn,
- geringere Ausprägung produktiver Symptomatik,
- längere Dauer produktiv-psychotischer Symptomatik und
- mangelndes Frühansprechen auf die Neuroleptikatherapie.

Neben diesen psychopathologischen Parametern werden noch folgende Möglichkeiten der klinischen Prädiktion von Therapieresistenz diskutiert:

- Gabe einer Neuroleptikatestdosis (Gaebel 1993),
- Bestimmung früher Serumneuroleptikaspiegel (Bandelow u. Rüther 1993),
- Berücksichtigung quantitativ-morphometrischer CCT-Befunde (Falkai et al. 1993),
- Einsatz neurophysiologischer Methoden (Scholl u. Kasper 1993),

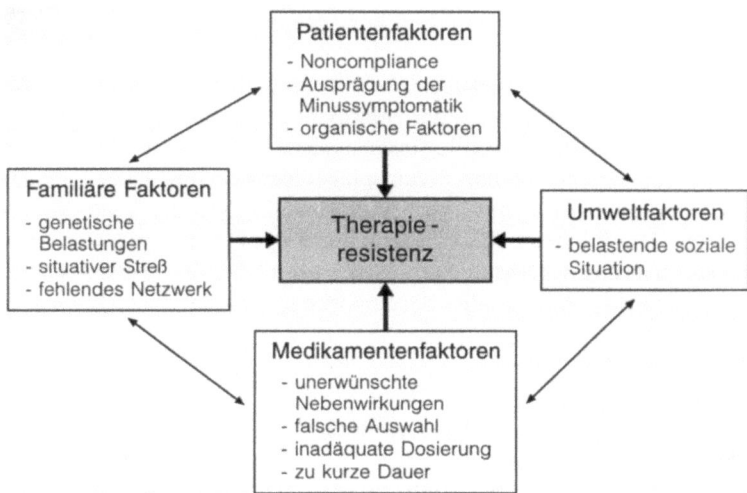

Abb. 3. Einflußfaktoren auf die Therapieresistenz

- Bestimmung der hormonellen Sekretion (Müller-Spahn u. Kurtz 1993) und der
- genetische Polymorphismus (Baumann 1993).

Es bleibt dabei aber festzuhalten, daß die theoretische und empirische Absicherung der einzelnen Verfahren noch sehr unterschiedlich ist und ein Einsatz in der klinischen Routine bisher kaum durchgeführt wird.

Therapeutische Handlungsmöglichkeiten

Im folgenden sollen die möglichen therapeutischen Verfahren bei bestehender Therapieresistenz kurz dargestellt werden. Aus Gründen der Übersichtlichkeit wurde dabei bewußt auf die Darstellung einzelner Studien verzichtet (s. Übersicht).

Handlungsmöglichkeiten bei Therapieresistenz

- Regelmäßige Serumspiegelüberwachung,
- Hochdosierung bzw. Absetzversuch,
- Kombination mit anderen Neuroleptika,
- Kombination mit anderen Psychopharmaka,
- Einsatz atypischer bzw. neuerer Neuroleptika,
- Elektrokrampftherapie,
- Intensivierung psychosozialer Maßnahmen.

Therapeutische Serumspiegelüberwachung

Die regelmäßige Serumspiegelüberwachung dient insbesondere der Beurteilung der Resorptionsverhältnisse der Neuroleptika (im interindividuellen Vergleich) sowie der Compliancekontrolle (insbesondere im intraindividuellen Vergleich). Aufgrund der Ergebnisse der Serumspiegelüberwachung kann eine Dosisanpassung im Sinne einer Erhöhung oder einer Erniedrigung der Tagesdosis vorgenommen werden. Die Probleme dieses Verfahrens liegen in der auch weiterhin aufwendigen Quantifizierung der Serumneuroleptikaspiegel und den bisher noch nicht vollständig reliablen Erkenntnissen über Serumwirkungskorrelationen (Laux u. Riederer 1982; Rao 1993).

Hochdosierung bzw. Absetzversuch

Eine weitere Möglichkeit stellt das Ausreizen der jeweils extremen Dosierungsbereiche, also die Hochdosierung bzw. Absetzversuch dar.

Die Hochdosierung besteht in einer Dosierung in Höhe des 10 bis 20fachen der Standarddosierung. Sie wird als in Einzelfällen wirksam beschrieben, insbesondere beim Vorliegen eines Hostilitätssyndroms oder schwerster chronischer paranoidhalluzinatorischer Symptomatik. Von einem Absetzversuch verspricht man sich ein evtl. anschließend besseres Ansprechen auf niedrigere Neuroleptikadosierungen.

Diese extremen Dosierungen sollten nur im stationären Rahmen bei genauer klinischer Beobachtung durchgeführt werden. Bei Hochdosierung ist eine evtl. deutlich erhöhte Intensität der typischen Nebenwirkungen der Neuroleptika zu beachten (Quitkin et al. 1975; Kane et al. 1992).

Kombination mit anderen Psychopharmaka

Die Kombination mit anderen Neuroleptika wird nur dann empfohlen, wenn die Neuroleptika auch unterschiedliche Zielsymptome aufweisen. Das ist z. B. bei der Kombination eines hoch- und niederpotenten Neuroleptikums bei starker Erregung oder bei Schlafstörungen der Fall. Bei Kombination von Neuroleptika mit ähnlichem Wirkprofil sind evtl. unvorhergesehene Interaktionen zu befürchten.

Unter der Kombination mit anderen Psychopharmaka als Neuroleptika kommt insbesondere der Kombination mit *Lithium* und *Carbamazepin* eine besondere klinische Bedeutung zu. Diese Kombination wird besonders bei Erregungs- und Aggressionszuständen sowie bei maniformer Symptomatik empfohlen. Als Problem ist bei diesem Vorgehen eine möglicherweise erhöhte Neurotoxizität zu vermuten, die sich allerdings in neueren Studien nicht mehr eindeutig belegen ließ. Unter den weiteren Möglichkeiten ist die Kombination mit *Benzodiazepinen* insbesondere bei Angst- und Schlafstörungen sowie die Kombination mit *Antidepressiva* bei einer depressiven Begleitsymptomatik zu erwägen (Dose 1993; Müller 1987).

Einsatz atypischer und neuerer Neuroleptika

Die klinisch bedeutsamste Substanz unter den sogenannten atypischen Neuroleptika ist das Clozapin. Auf die Wirksamkeit dieser Substanz bei therapieresistenten schizophrenen Psychosen wird in dem Beitrag von Dose in diesem Band ausführlich eingegangen werden.

Eine Vielzahl von weiteren, meist noch in der Entwicklung oder der klinischen Erprobung befindlichen Substanzen werden als Alternative zu den bisher verwendeten Neuroleptika bei therapieresistenten schizophrenen Patienten diskutiert. In erster Linie werden dabei Substanzen untersucht, die einem dopaminergen Ansatz folgen. Aber auch Substanzen, deren hauptsächlicher Angriffspunkt im glutamatergen, sigmaergen oder endophinergen System besteht, werden in Zukunft möglicherweise eingesetzt (Klieser et al. 1993).

Elektrokrampftherapie

Bei entsprechender Indikation stellt auch die Elektrokrampftherapie (neuroelektrische Therapie) eine Möglichkeit zur Behandlung therapieresistenter schizophrener Psychosen dar. Zur Beurteilung der Wirksamkeit soll beispielhaft die Studie von Klimke et al. (1993) dargestellt werden. Diese Studie umfaßte 58 Patienten mit therapieresistenten Psychosen (33 schizophrene Patienten, 25 schizoaffektive Patienten). Als ,,therapieresistent" wurden dabei diejenigen Patienten bezeichnet, die jeweils über mindestens 3 Wochen mit einem hochpotenten Neuroleptikum, einem niederpotenten Neuroleptikum und mit Clozapin behandelt wurden, ohne daß es zu einem ausreichenden Therapieerfolg kam. Nach der Elektrokrampfbehandlung (unilateral, nondominante Hemisphäre, 2mal pro Woche), ließ sich in der Gruppe der katatonen schizophrenen Patienten bei 89 % der Patienten eine Besserung der Symptomatik erreichen, in der Gruppe der paranoid-halluzinatorischen schizophrenen Patienten bei 70 % der Patienten. Unter den schizoaffektiven Patienten fanden sich nur 44 % der Patienten mit einer Besserung.

Soziotherapeutische Maßnahmen

Verschiedene soziotherapeutische Maßnahmen gehören von Beginn an zu einer Behandlung schizophrener Psychosen. Bei Therapieresistenz gegenüber dem üblichen pharamakologischen Vorgehen gewinnen sie jedoch an Bedeutung. Als Ziele dieser Maßnahmen sind sowohl die Einflußnahme auf direkte krankheitsbedingte Einschränkungen (,,primäre soziale Behinderung") als auch die Vermeidung der Folgen eines evtl. jahre- oder jahrzehntelangen Krankseins (,,sekundäre Behinderung") anzusehen. Bei schizophrenen Patienten gilt insbesondere der Negativsymptomatik, deren Ansprechen auf psychopharmakologische Maßnahmen bisher kaum zufriedenstellen kann, die besondere therapeutische Aufmerksamkeit (Deister 1993). Über eine Beeinflussung ungünstiger personaler Reaktionsweisen mittels

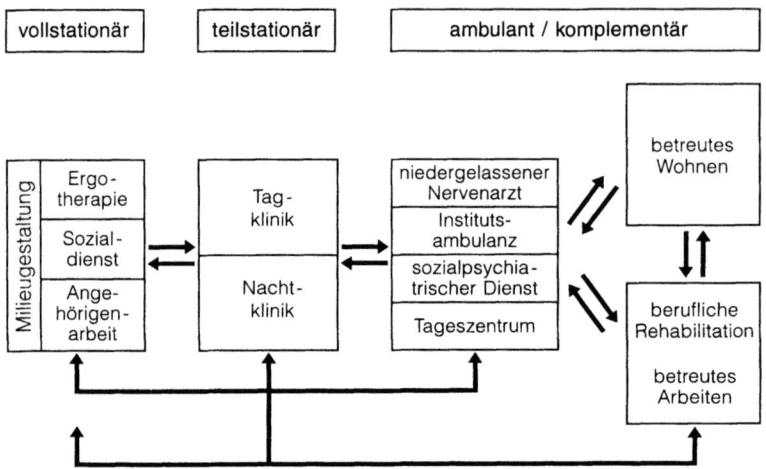

Abb. 4. Psychosoziale Maßnahmen (Behandlungskette)

psychosozialer Maßnahmen, einschließlich Information und Aufklärung von Patient und Angehörigen, besteht auch die Chance einer Verbesserung der Compliance gegenüber biologisch orientierten Therapiemaßnahmen, was wiederum deren Erfolgsaussichten erheblich steigern kann.

Es ist zu beachten, daß die einzelnen soziotherapeutischen Ansätze aufeinander aufbauen. Im Idealfall bilden sie eine Behandlungskette (Abb. 4). Dabei ist zu beachten, daß sowohl eine Überforderung als auch eine Unterforderung vermieden werden muß.

Schlußfolgerungen

Das komplexe Phänomen „Therapieresistenz" bei schizophrenen Psychosen unter Neuroleptikabehandlung erfordert in aller Regel ein ebenso komplexes diagnostisches und therapeutisches Handlungsmuster. Abb. 5 zeigt ein mögliches stufenweises Vorgehen (modifiziert nach einem Vorschlag des International Psychopharmacology Algorithm Project, unveröffentlicht). Hierin zeigt sich auch die zentrale Stellung einer Behandlung mit Clozapin. Zu beachten ist dabei, daß für die einzelnen Stufen jeweils auch eine ausreichende Zeit veranschlagt wird, um den klinischen Erfolg auch entsprechend beurteilen zu können.

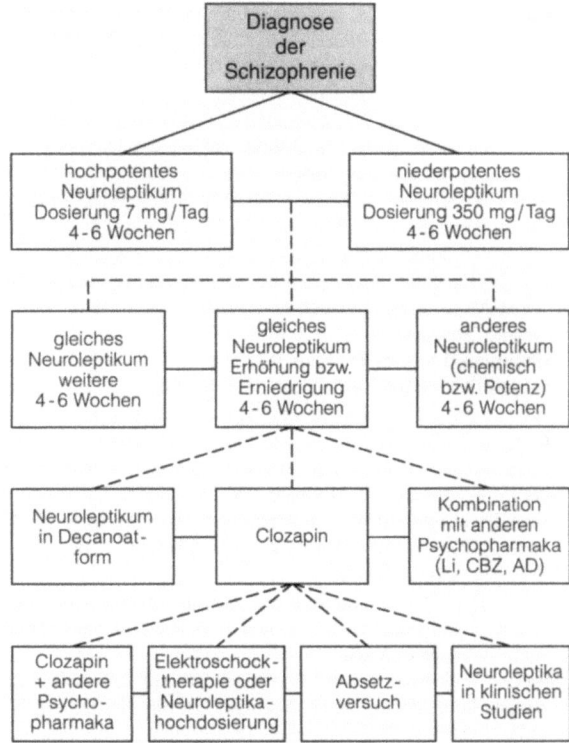

Abb. 5. Schematisches Vorgehen bei Therapieresistenz (modifiziert nach „International Psychopharmacology Algorithm Project", unpubliziert)

Literatur

Bandelow B, Rüther E (1993) Frühe Neuroleptika-Serumspiegel als Prädiktoren für Nonresponse. In: Möller HJ (Hrsg) Therapieresistenz unter Neuroleptikabehandlung. Springer, Wien New York

Baumann P (1993) Genetischer Polymorphismus des Metabolimus von Neuroleptika: klinische Relevanz? In: Möller HJ (Hrsg) Therapieresistenz unter Neuroleptikabehandlung. Springer, Wien New York

Brenner HD, Dencker SJ, Goldstein MJ et al. (1990) Defining treatment refractoriness in schizophrenia. Schizophr Bull 16:551-561

Deister A (1993) Die Bedeutung psychosozialer Ansätze in der Behandlung therapieresistenter schizophrener Patienten. In: Möller HJ (Hrsg) Therapieresistenz unter Neuroleptikabehandlung. Springer, Wien New York

Dose M (1993) Kombination von Neuroleptika mit anderen Pharmaka als Therapiestrategie bei Neuroleptika-Nonrespondern. In: Möller HJ (Hrsg) Therapieresistenz unter Neuroleptikabehandlung. Springer, Wien New York

Falkai P, Bogerts B, Klieser E, Waters H, Schlüter U, Morren I (1993) Quantitativ-morphometrische Befunde im CT bei Neuroleptika-Nonrespondern. In: Möller HJ (Hrsg) Therapieresistenz unter Neuroleptikabehandlung. Springer, Wien New York

Gaebel W (1993) Die prädiktorische Bedeutung einer Neuroleptika-Testdosis. In: Möller HJ (Hrsg) Therapieresistenz unter Neuroleptikabehandlung. Springer, Wien New York

Kane JM, Kinon B, Perovich R, Johns C (1992) Alternative treatments for non-responding patients. Schizophr Res 6:108-109

Klieser E, Lemmer W, Schönell H (1993) Neue in der Entwicklung befindliche Neuroleptika bei Therapieresistenz. In: Möller HJ (Hrsg) Therapieresistenz unter Neuroleptikabehandlung. Springer, Wien New York

Klimke A, Klieser E, Klimke M (1993) Zur Wirksamkeit der neuroelektrischen Therapie bei therapieresistenten schizophrenen Psychosen. In: Möller HJ (Hrsg) Therapieresistenz unter Neuroleptikabehandlung. Springer, Wien New York

Laux G, Riederer P (1992) Plasmaspiegelbestimmung von Psychopharmaka: Therapeutisches Drug-Monitoring. Versuch einer ersten Standortbestimmung. Wissenschaftliche Verlagsgesellschaft, Stuttgart

Liebermann JA, Jody D, Alvir JMJ et al. (1991) Negative symptoms in schizophrenia: relationship to positive symptoms and outcome. In: Marneros A, Andreasen NC, Tsuang MT (eds) Negative versus positive schizophrenia. Springer, Berlin Heidelberg New York Tokyo

Marneros A, Deister A, Rohde A (1991) Affektive, schizoaffektive und schizophrene Psychosen. Eine vergleichende Langzeitstudie. Springer, Berlin Heidelberg New York Tokyo

May PRA, Dencker SJ, Hubbard JW, Midha KK, Liberman RP (1988) Ein systematischer Ansatz zur Therapieresistenz schizophrener Erkrankungen. In: Bender W, Dencker SJ, Kulhanek F (Hrsg) Schizophrene Erkrankungen. Therapie, Therapieresistenz – eine Standortbestimmung. Vieweg, Braunschweig

Möller HJ (1993) Vorhersage des Therapieerfolgs schizophrener Patienten unter neuroleptischer Akutbehandlung. In: Möller HJ (Hrsg) Therapieresistenz unter Neuroleptika-Behandlung. Springer, Wien New York

Möller HJ, Zerssen D von (1986) Der Verlauf schizophrener Psychosen unter den gegenwärtigen Behandlungsbedingungen. Springer, Berlin Heidelberg New York Tokyo

Müller P (1987) Pharmakogene Depressionen und ihre Behandlung. In: Müller P (Hrsg) Zur Rezidivprophylaxe schizophrener Psychosen. Enke, Stuttgart

Müller-Spahn F, Kurtz G (1993) STH- und PRL-Sekretion: Prädiktoren des Therapieerfolgs mit Neuroleptika? In: Möller HJ (Hrsg) Therapieresistenz unter Neuroleptikabehandlung. Springer, Wien New York

Quitkin F, Rifkin A, Klein DF (1975) A double blind study of very high dosage vs. standard dosage fluphenazine in nonchronic treatment refractory schizophrenia. Arch Gen Psychiatry 32:1276-1281

Rao ML (1993) Zur Bedeutung der therapeutischen Serumspiegelüberwachung von Neuroleptika bei Nonresponse. In: Möller HJ (Hrsg) Therapieresistenz unter Neuroleptikabehandlung. Springer, Wien New York

Scholl HP, Kasper S (1993) Die Bedeutung neurophysiologischer Methoden bei der Vorhersage des Therapieerfolgs auf Neuroleptika bei schizophrenen Patienten. In: Möller HJ (Hrsg) Therapieresistenz unter Neuroleptikabehandlung. Springer, Wien New York

Tegler J (1993) Die Bedeutung der verschiedenen Neuroleptikagruppen unter dem Aspekt von Neuroleptika-Nonresponse. In: Möller HJ (Hrsg) Therapieresistenz unter Neuroleptikabehandlung. Springer, Wien New York

Behandlung der Therapieresistenzen mit Clozapin

M. Dose

Nach den Herstellerrichtlinien ist die Anwendung von Clozapin zur Behandlung schizophrener Psychosen dann gerechtfertigt, wenn bislang verabreichte Neuroleptika

- trotz sachgerechter, vorschriftsmäßiger Anwendung keinen ausreichenden Therapieerfolg zeigen
- oder wegen nicht tolerabler, unerwünschter Wirkungen nicht weiter eingesetzt werden können.

Damit sind (zum Begriff der „Therapieresistenz" s. Beitrag von Deister in diesem Band) die Rahmenbedingungen für den Einsatz von Clozapin eindeutig festgelegt. Wie soll bei der Umstellung eines bislang mit anderen Neuroleptika behandelten Patienten vorgegangen werden?

Aufklärung und Einverständniserklärung

Vor jeder medikamentösen Einstellung mit Clozapin muß der Betroffene bzw. sein gesetzlicher Vertreter den Herstellervorschriften entsprechend über die therapeutische Zielsetzung, besonders aber über mögliche Risiken, unerwünschte Wirkungen und die Notwendigkeit regelmäßiger Blutbildkontrollen aufgeklärt werden und eine rechtswirksame Zustimmung erteilen. Patient(inn)en, für die eine Betreuung mit dem Wirkungskreis der medizinischen Behandlung besteht, können ihre Zustimmung dann selbst erteilen, wenn ärztlicherseits kein Zweifel an ihrer Einwilligungsfähigkeit und im Rahmen der Betreuung kein auf die Zustimmung zur ärztlichen Behandlung bezogener Einwilligungsvorbehalt besteht.

Bei nicht einwilligungsfähigen Patient(inn)en ist die Einwilligung des Betreuers in der Regel dann ausreichend, wenn mit Hinblick auf die geplante Gabe von Clozapin keine Risikofaktoren oder Kontraindikationen (s. Übersicht) bestehen. Bestehen solche Risiken oder Kontraindikationen, ist die Behandlung mit Clozapin im Rahmen des § 1904 BGB vormundschaftsgerichtlich genehmigungspflichtig.

§ 1904 BGB:
Die Einwilligung des Betreuers in eine Untersuchung des Gesundheitszustands, eine Heilbehandlung oder einen ärztlichen Eingriff bedarf der Genehmigung des Vormundschaftsgerichts, wenn die begründete Gefahr besteht, daß der Be-

treute aufgrund der Maßnahme stirbt oder einen schweren und länger dauernden gesundheitlichen Schaden erleidet. Ohne die Genehmigung darf die Maßnahme nur durchgeführt werden, wenn mit dem Aufschub Gefahr verbunden ist.

In diesem Fall muß beim zuständigen Vormundschaftsgericht ein begründeter Antrag auf Genehmigung der Behandlung mit Clozapin gestellt werden. Das Vormundschaftsgericht wird in solchen Fällen das Gutachten eines nicht mit der Behandlung befaßten Fachmanns einholen und darauf gestützt unter Abwägung von Nutzen und Risiken seine Entscheidung treffen. In zweifelhaften Fällen empfiehlt es sich, an das zuständige Vormundschaftsgericht unter Darlegung der Begründung für die Clozapinbehandlung *die Anfrage* zu richten, ob im konkreten Fall die Voraussetzungen des § 1904 BGB als gegeben angesehen werden oder nicht.

Risikofaktoren und Kontraindikationen für die Behandlung mit Clozapin

a) Absolute Kontraindikationen:
– Überempfindlichkeit gegen den Wirkstoff und/oder andere Inhaltsstoffe,
– bekannte Schädigung der Blutbildung unter Leponex, anderen Neuroleptika oder Pharmaka,
– Erkrankungen des Bluts oder des blutbildenden Systems,
– akute Intoxikation mit ZNS-wirksamen Substanzen,
– toxische Psychosen und Bewußtseinstrübung,
– schwere Herz-, Leber-, Gallen- oder Nierenerkrankungen,
– Darmatonie.

b) Relative Kontraindikationen:
– Engwinkelglaukom,
– Kombination mit trizyklischen Depotneuroleptika,
– Schwangerschaft und Stillzeit.

c) Risikofaktoren:
– Alter unter 16 Jahre,
– Kombination mit Arzneimitteln, die Blutbildstörungen hervorrufen können,
– höheres Lebensalter, schlechter Allgemeinzustand,
– bestehendes Anfallsleiden oder Hirnleistungsstörungen,
– Prostataadenom,
– Neigung zu Arzneimittelallergien,
– Kombination mit Depotneuroleptika vom trizyklischen Typ.

Einstellung auf Clozapin

In der 3. überarbeiteten Auflage einer Herstellerbroschüre „Leponex – Fragen und Antworten" von 1993 werden zur Umstellung von anderen Neuroleptika auf Leponex 2 Möglichkeiten angegeben:

- „ausschleichendes" Absetzen des bisher verabreichten Neuroleptikums und langsame Dosissteigerung von Leponex nach einer „Auswaschphase" von ca. 3–7 Tagen;
- „überlappende" Gabe des bisherigen Neuroleptikums und von Leponex für 1–2 Wochen, während der das bisherige Neuroleptikum „ausschleichend abgebaut" und Leponex gemäß der Dosierungsempfehlung (12,5 mg, 1-bis 2mal am 1.Tag; Steigerung um 25–50 mg/Tag nach individueller Verträglichkeit) langsam erhöht wird.

Im klinischen Alltag bereitet zumindest das erste Verfahren erhebliche Schwierigkeiten: Ein „langsames Ausschleichen" mit „Auswaschphase" wird insbesondere bei Patient(inn)en mit akuter Symptomatik nicht durchführbar sein. Das zweite Verfahren entspricht zwar vielfach in Lehrbüchern ausgesprochenen Empfehlungen, Neuroleptika nicht „abrupt" abzusetzen, die jedoch in verschiedener Hinsicht zu hinterfragen sind. Die ohnedies für die meisten Neuroleptika 15–35 h betragende terminale Eliminationshalbwertzeit (Benkert u. Hippius 1992) wird von der Fortdauer der klinischen Wirkung zeitlich übertroffen. Schon bald nach der Einführung der Neuroleptika konnte als Ergebnis sorgfältiger klinischer Beobachtung die noch heute reproduzierbare Feststellung getroffen werden, daß die „...peinlichen Rückfälle in das spiegelbildlich gleiche Syndrom... das Ende der ersten Woche nach Absetzen der Medikation....die kritischste Zeit ist" (Janzarik 1954). Darüber hinaus bringt die während der „Überlappungsphase" notwendige Kombination verschiedener psychoaktiver Substanzen das Risiko von unerwünschten Arzneimittelinteraktionen insbesondere bei gleichzeitiger Gabe von niederpotenten (meist trizyklischen) Neuroleptika, die nach einer retrospektiven Analyse bei mindestens 43 % aller neuroleptisch behandelten Patienten einer Klinik gleichzeitig mit hochpotenten eingesetzt werden (Müller-Spahn et al. 1990). Letztlich ist es bei der gleichzeitigen Gabe mehrerer Medikamente auch schwierig, beobachtete klinische Effekte *einem* Medikament zuzuordnen, so daß bei dem beschriebenen Verfahren die therapeutische Effizienz der Umstellung auf Clozapin schwer zu beurteilen ist.

Aus diesen Gründen wird folgendes in der klinischen Praxis bewährte Vorgehen vorgeschlagen:

- Mit Beginn der Einstellung auf Clozapin werden sämtliche bislang verabreichten Neuroleptika, trizyklischen Antidepressiva und Antikonvulsiva (Carbamazepin) sowie Anticholinergika abgesetzt.
- Von der Herstellerempfehlung, initial nicht mehr als 12,5 mg 2 mal täglich zu geben, kann zugunsten höherer Initialdosen (z. B. 50–100 mg abends) *dann* abgewichen werden, wenn bislang verabreichte sedierende niederpotente Neuroleptika mit vergleichbarem Wirkprofil bezüglich anticholinerger und -adrener-

ger Effekte am Tag der Umstellung *abgesetzt* werden. In diesen Fällen besteht in der Regel eine Anpassung des Organismus, die eine höhere Initialdosierung und raschere Dosissteigerung erlaubt.
- In der subjektiven Verträglichkeit angepaßten Schritten (z. B. 50–75 mg alle 2 Tage) wird innerhalb einer Woche auf die angestrebte, bzw. therapeutisch wirksame Tagesdosis erhöht. Vorübergehende Schlafstörungen, Angst- und Unruhezustände werden mit Benzodiazepinen (Abschnitt „Benzodiazepine", S. 23) behandelt.
- Wurde Carbamazepin zur Anfalls- oder Phasenprophylaxe bei bestehendem Risiko gegeben, so sollte **vor** der Umstellung auf Clopazin auf ein anderes Antikonvulsivum (Anschnitt „Antikonvulsiva", S. 22) umgestellt werden.

Sonderfälle

Wiedereinstellung nach Therapieunterbrechung

Patient(inn)en, die die Einnahme von Clozapin länger als 48 h unterbrochen haben, sind als „Neueinstellung" zu behandeln. Dies gilt sowohl für die zu beachtende Initialdosierung wie für die Durchführung der obligatorischen Kontrolluntersuchungen.

Antikonvulsiva

Bei Patient(inn)en, die im Rahmen einer schizoaffektiven Erkrankung zur Phasenprophylaxe auf Carbamazepin eingestellt waren, muß in der Regel wegen des möglichen, durch die trizyklische Struktur bedingten Synergismus bezüglich unerwünschter Wirkungen (besonders auf das hämatopoetische System) auf die Weitergabe von Carbamazepinpräparaten verzichtet werden. Alternativ können sowohl zur Phasenprophylaxe und affektiven Stabilisierung, wie auch beim Auftreten epileptischer Anfälle unter Clozapin, die durch Dosisanpassung nicht zu unterdrücken sind, Valproinsäurederivate (Ergenyl, Leptilan, Convulex) eingesetzt werden. Unter schrittweiser Dosissteigerung und Beachtung der Herstellerempfehlungen bezüglich Risiken, Kontrolluntersuchungen und Kontraindikationen (s. Übersicht) sollten mit 900–1200 mg/Tag Valproinat Plasmaspiegel von 60–90 µg/ml angestrebt werden. Zu den unerwünschten Wirkungen von Valproinsäurederivaten gehören zwar ebenfalls Blutbildveränderungen, unter denen Leukopenien bis $2200/mm^3$ immerhin bei 12,8 % eines 249 Patienten umfassenden Kollektivs vorkamen (Bauer et al. 1988). Sie folgen jedoch möglicherweise anderen pathophysiologischen Mechanismen als die durch Clozapin induzierten Agranulozytosen, so daß bislang keine der Kombination Clozapin/Valproinat zugeschriebenen Agranulozytosen beschrieben worden sind. Kasuistiken berichten unter der Kombination Clozapin/Valproinat über Prapismus (Seftel et al. 1992), der sich nach Absetzen von Clozapin bei 2 positiven Reexpositionsversuchen zurückbildete, sowie, in Kombination mit Lithi-

> *Richtlinien für die Anwendung von Valproinsäurederivaten*
>
> *Empfohlene Kontrolluntersuchungen:*
> – vor Therapiebeginn, dann monatlich Leberfunktion und Gerinnungsstatus.
>
> *Dosierung bei psychiatrischer Anwendung:*
> – initial 150 mg/Tag; je nach Verträglichkeit ca. alle 3 Tage um 150 mg/Tag bis auf 900–1200 mg/Tag (2 Tagesdosen) steigern.
>
> *Gegenanzeigen:*
> – familiäre, besonders arzneimittelbedingte Lebererkrankungen,
> – Lebererkrankungen in der Anamnese,
> – schwerwiegende Leber- und/oder Pankreasfunktionsstörung,
> – Leberfunktionsstörung unter Valproinat bei Blutsverwandten,
> – Schwangerschaft im 1. Trimenon.
>
> *Anwendungsbeschränkungen (bei Erwachsenen):*
> – Knochenmarkschädigungen,
> – Niereninsuffizienz,
> – Störungen der Blutgerinnung,
> – seltene, angeborene Enzymkrankheiten,
> – gleichzeitige Anwendung von Salicylaten.
>
> Bei Anzeichen von Übelkeit, Erbrechen, Schwächezuständen, Apathie und unklaren Oberbauchbeschwerden Therapie unter engmaschiger Kontrolle von Leberwerten, Amylasen und Blutgerinnung sofort beenden.

um, Propranolol und Haloperidol, über eine akute Pankreatitis und Eosinophilie (Frankenburg u. Kando 1992) und mit Fluoxetin (Daly et al. 1992) über einen Fall von Pleura- und Perikarderguß.

Mit Bezug auf die unter Valproinat berichteten Todesfälle durch eine mit Valproinat assoziierte Hepatotoxizität (Dreifuss et al. 1989) zeigte die Risikoanalyse, daß Kinder unter 2 Jahren und Polytherapie mit mehreren Antikonvulsiva ein hohes Risiko von 1 : 500 aufweisen, während jenseits des 10. Lebensjahrs bei Monotherapie von 1978–1984 in den USA keine Todesfälle auftraten.

Benzodiazepine

In Einzelfällen sind aus Deutschland (Sassim u. Grohmann 1988; Gaebel et al. 1994) und den USA (Friedman et al. 1991) Komplikationen (Atemstillstand; Herz-Kreislauf-Versagen) im Rahmen der Kombination von Clozapin mit Benzodiazepinen berichtet worden. Dem stehen jedoch positive Erfahrungen insbesondere mit der Kombination von Clozapin mit Lorazepam bei katatonen Psychosen (Greenfeld et al. 1987; Smith u. Lebegue 1991; Gaebel et al. 1994), aber auch bei psychotischer Unruhe, Angst- und Spannungszuständen entgegen. Zu Recht empfehlen die Hersteller deshalb zwar Vorsicht, sprechen jedoch kein generelles „Verbot" dieser Kombination aus. Somit ermöglicht die vorübergehende Kombination mit Benzodiazepinen, das empfohlene langsame Steigern initial niedriger Clozapindosen auch bei schwierigen Patient(inn)en durchzuführen.

Lithium

Eine zur Phasenprophylaxe oder affektiven Stabilisierung bestehende Einstellung auf Lithiumsalze kann auch bei Umstellung der neuroleptischen Behandlung auf Clozapin ohne erhöhte Risiken weitergeführt werden. Zwar wurden unter der Kombination Lithium/Clozapin in Einzelfällen Myoklonien, Gesichtsmuskelspasmen, Tremor, Muskelschwäche und amnestische Störungen (Blake et al. 1992) und ein malignes neuroleptisches Syndrom (Pope et al. 1986) beschrieben: andererseits finden sich bei größeren Patientenkollektiven (Naber u. Hippius 1992; Hoss 1992) keine Hinweise auf unerwünschte Wirkungen der Kombination von Clozapin mit Lithium. Die aufgrund der stimulierenden Wirkungen von Lithiumsalzen auf das hämatopoetische System geäußerte Vermutung, Lithium wirke möglicherweise clozapininduzierten Agranulozytosen und Leukozytopenien entgegen, ist jedoch nicht erwiesen und sollte nicht zur Sorglosigkeit gegenüber den geforderten Kontrolluntersuchungen führen.

Unerwünschte Wirkungen unter Clozapin

Nachdem die unerwünschten Wirkungen im Rahmen des vorliegenden Buches an anderer Stelle besprochen werden (S. Beitrag Naber), soll hier nur auf 2 praktisch bedeutsame Aspekte eingegangen werden.

Speichelfluß

Viele Patienten empfinden den (insbesondere nächtlichen) Speichelfluß unter Clozapin belastend. Kommt eine entsprechende Dosisreduktion wegen des Risikos der erneuten Exazerbation psychotischer Symptome nicht in Frage, oder führt sie nicht zum gewünschten Erfolg, so kann mit dem selektiv peripher wirkenden Anticholinergikum Pirenzepin (3 mal 25 mg/Tag) wirksame Abhilfe geschaffen werden.

„Innere Unruhe", Akathisie

Obwohl aufgrund des Wirkprofils von Clozapin erheblich weniger unerwünschte Wirkungen hinsichtlich des extrapyramidalmotorischen Systems zu erwarten sind, sollten diesbezügliche Klagen von Patienten (die sich hinter psychischer Unruhe und Angstzuständen „tarnen" können) ernstgenommen werden. Neben Symptomen, die unter Berücksichtigung von „Überhangeffekten" bisher verabreichter Neuroleptika insbesondere während der Einstellungsphase auftreten, gibt es Patient(inn)en, bei denen sich unter längerfristiger Gabe Akathisien entwickeln, die nach Absetzen von Clozapin reversibel sind.

Mangelnde antipsychotische Wirkung unter Clozapin

Häufig erweist sich die Umstellung eines bislang therapieresistenten schizophrenen Patienten zwar mit Hinblick auf unerwünschte, insbesondere extrapyramidalmotorische Wirkungen als hilfreich, ohne jedoch die Erwartungen hinsichtlich der psychotischen Symptomatik vollständig zu erfüllen. In diesen Fällen hat es sich praktisch bewährt, solche Patient(inn)en unter Fortsetzung der eingeleiteten Clozapinmedikation zusätzlich auf niedrige Dosen eines mit Hinblick auf hämatopoetische Effekte weniger problematischen „klassischen", nichttrizyklischen Neuroleptikums (z. B. aus der Gruppe der Butyrophenone) oral (z. B. 5 mg Haldol/Tag) oder (bei unzureichender Kooperation) in Depotform (z. B. 1 ml Haldol-Decanoat/4 Wochen) einzustellen. Erfreulicherweise zeigt sich hierbei häufig eine Verbesserung der therapeutisch erwünschten Effekte, wobei unerwünschte extrapyramidalmotorische Wirkungen unter der Kombination mit Clozapin (u. U. wegen seiner anticholinergen Wirkungen) deutlich geringer ausgeprägt sind als unter entsprechender Monotherapie mit Butyrophenonen.

Die Wirklichkeit der Clozapinanwendung in psychiatrischen Kliniken

Im Arzneimitteltelegramm 12/93 wurden mit der Begründung, die seit 1979 bestehende „freiwillige Vertriebseinschränkung" greife nicht, da Clozapin Rang 777 der meistverordneten Arzneimittel einnehme, „administrative Maßnahmen zur Verbrauchseinschränkung" gefordert. Demgegenüber ergab eine Stichtagserhebung an einem psychiatrischen Bezirkskrankenhaus mit 180 Akut- und 90 Langzeitbetten, daß von 38 neuroleptisch behandelten Patient(inn)en des Akutbereichs 11 (28,9 %), von 66 neuroleptisch behandelten Patient(inn)en des Langzeitbereichs 5 (7,6 %) Clozapin erhielten (Tabelle 1). Diese Verordnungshäufigkeit unterschreitet deutlich den mit verschiedenen Ansätzen gefunden Anteil therapieresistenter schizophrener Patient(inn)en und spricht für ein verantwortungsbewußtes, den Herstellerrichtlinien entsprechendes Verordnungsverhalten: So ergab die Auswertung mehrerer Studien, daß es bei 40 % neuroleptisch behandelter Schizophrener zu keinem zufriedenstellenden Therapieerfolg kommt (Rüther 1986) und daß von einem Kollektiv 243 überwiegend mit Haloperidol behandelter akut schizophrener Patient(inn)en 17 % zum Entlassungszeitpunkt als „unverändert/verschlechtert" und 27 % als „wenig gebessert" eingeschätzt wurden (Möller 1993).

Kombinationen mit anderen Psychopharmaka wurden am Stichtag bei 43 % der mit Clozapin behandelten Patient(inn)en gefunden, in erster Linie mit Valproinsäurederivaten (43 % der Kombinationen), Butyrophenonneuroleptika (43 % der Kombinationen) und mit Lithium (14 % der Kombinationen). Verglichen mit entsprechenden Zahlen aus Universitätskliniken entspricht dies der von Naber aus München berichteten Häufigkeit, während in Tübingen (zumindest im Untersuchungszeitraum 1983–1987) Kombinationsbehandlungen weitaus häufiger waren (Tabelle 2). Ein eher restriktives Verhalten bezüglich der Kombination von Clozapin mit anderen Psychopharmaka erscheint jedoch nach dem heutigen Kenntnisstand mit Hinblick auf die erhöhte Inzidenz unerwünschter Arzneimittelwirkun-

Tabelle 1. Häufigkeit von Clozapin bei neuroleptisch behandelten Patient(inn)en (Stichtagserhebung vom 17.2.1994 am BKH Taufkirchen)

	Gesamtzahl der neuroleptisch behandelten Patient(inn)en	
	Männer	Frauen
	41	63
Clozapin	9 (21,9 %)	7 (11,1 %)
Kombination	5 (55 %)	2 (28,6 %)

Tabelle 2. Häufigkeit der Kombination von Clozapin mit anderen Psychopharmaka. (Nach Naber u. Hippius 1994; Hoss 1992)

Psychiatrische Universitätsklinik München

Gesamtzahl der 1978–1992 mit Clozapin behandelten Patienten	812	
Monotherapie	524	(64,5 %)
Kombinationen mit anderen Neuroleptika	308	(37,9 %)
Kombination mit Lithium	116	(14,3 %)
Kombination mit Benzodiazepinen	87	(10,7 %)
Kombination mit Antidepressiva	124	(15,3 %)
(Mehrfachnennungen möglich)		

Psychiatrische Universitätsklinik Tübingen

Gesamtzahl der 1983–1987 mit Clozapin behandelten Patienten	315	
Monotherapie	33	(10,5 %)
Kombination mit anderen Neuroleptika	195	(61,9 %)
Kombination mit Lithium	36	(11,4 %)
Kombination mit Benzodiazepinen	161	(51,1 %)
Kombination mit Antidepressiva	92	(29,2 %)
Kombination mit Antikonvulsiva	39	(12,4 %)
Kombination mit Anticholinergika	92	(29,2 %)
(Mehrfachnennungen möglich)		

gen bei einigen Kombinationen (besonders mit trizyklischen Substanzen) gerechtfertigt.

Im Interesse der vielen Patient(inn)en, die von einer Umstellung ihrer neuroleptischen Behandlung auf Clozapin profitieren können, sollte die durch die kontrollierte Anwendung erreichte Arzneimittelsicherheit bei der Gabe von Clozapin nicht durch ein sich in trügerischer Sicherheit wiegendes Außerachtlassen der damit verbundenen Richtlinien und Empfehlungen aufs Spiel gesetzt werden.

Literatur

Bauer J, Penin H, Burr W (1988) Nebenerscheinungen unter Valproinsäuretherapie im Erwachsenenalter. Nervenarzt 59:26-31

Benkert O, Hippius H (1992) Psychiatrische Pharmakotherapie. Springer, Berlin Heidelberg New York Tokyo, S 172

Blake LM, Marks RC, Luchins DJ (1992) Reversible neurologie symptoms with clozapine and lithium (letter). J Clin Psychopharmacol 12:297-299

Daly J, Goldberg RJ, Bramans SS (1992) Polyserositis associated with clozapine treatment. Am J Psychiatry 149:1274-1275

Dreifuss FE, Langer DH, Moline KA, Maxwell BA (1989) Valproic acid fatalities. II. US experience since 1984. Neurology 39:201-207

Frankenburg FR, Kando J (1992) Eosinophilia, clozapine, and pancreatitis. Lancet 340:251

Friedman LJ, Tabb SE, Sanchez CJ (1991) Clozapine-A novel antipsychotic agent. N Engl J Med 325:518

Gaebel W, Klimke A, Klieser E (1994) Kombination von Clozapin mit anderen Psychopharmaka. In: Naber D, Müller-Spahn F (Hrsg) Clozapin. Pharmakologie und Klinik eines atypischen Neuroleptikums. Springer, Berlin Heidelberg New York Tokyo, S 43-58

Greenfeld D, Conrad C, Kincare P, Bowers MB jr (1987) Treatment of catatonia with low-dose lorazepam. Am J Psychiatry 144:1224-1225

Hoss J (1992) Nebenwirkungen von Clozapin. Medizinische Dissertation, Universität Tübingen

Janzarik W (1954) Zur Psychopathologie der Megaphenwirkung. Nervenarzt 25:330-335

Möller HJ (1993) Vorhersage des Therapieerfolgs schizophrener Patienten. In: Möller HJ (Hrsg) Therapieresistenz unter Neuroleptikabehandlung. Springer, Wien New York, S 1-12

Müller-Spahn F, Grohmann R, Rüther E, Hippius H (1990) Vor- und Nachteile einer Kombinationstherapie mit verschiedenen Neuroleptika. In: Hinterhuber H, Kulhanek F, Fleischhacker WW (Hrsg) Kombination therapeutischer Strategien bei schizophrenen Erkrankungen. Vieweg, Braunschweig Wiesbaden, S 22-32

Naber D, Hippius H (1994) Indikation, Wirksamkeit und Verträglichkeit von Clozapin. In: Naber D, Müller-Spahn F (Hrsg) Clozapin. Pharmakologie und Klinik eines atypischen Neuroleptikums. Springer, Berlin Heidelberg New York Tokyo, S 91-101

Pope HG, Cole JO, Choras PT, Fulwiler CE (1986) Apparent neuroleptic malignant syndrome with clozapine and lithium. J Nerv Ment Dis 174:493-495

Rüther E (1986) Wirkungsverlauf der neuroleptischen Therapie. Fischer, Stuttgart New York

Sassim N, Grohmann R (1988) Adverse drug reactions with clozapine and simultaneous application of benzodiazepines. Pharmacopsychiatry 21:306-307

Seftel AD, Sanez de Tejada J, Szetela B, Cole J, Goldstein J (1992) Clozapine-associated priapism: a case report. J Urol 147:146-148

Smith M, Lebegue B (1991) Lorazepam in the treatment of catatonia (letter). Am J Psychiatry 148:1265

Definition, Diagnostik und Therapie schizophrener Minussymptomatik

F. Müller-Spahn, C. Hock und G. Kurtz

Die Diskussion um die Existenz distinkter Subtypen innerhalb der schizophrenen Erkrankung ist sehr alt und hat mit angloamerikanischer „Positiv-negativ-Dichotomie"-Reaktualisierung neue Intensität erlangt (Wing u. Brown 1970; Strauß et al. 1974). Durch die von Crow aufgenommene Dichotomisierung der Schizophrenie in einen Typ I und Typ II kam es zu einer weiteren Akzentuierung der wissenschaftlichen Diskussion (Crow 1980), wobei eine verbindliche Einteilung bisher nicht vorliegt. Zwischenzeitlich bestehen Bedenken, ob die Positiv-Negativ-Klassifizierung den erkrankten Patienten wie auch insbesondere der Schizophrenieforschung gerecht wird (Peralta et al. 1992). Insbesondere das Verknüpfen dieses Subtypenmodells mit ätiopathogenetischen, prognostischen und therapeutischen Hypothesen (Strauß et al. 1974; Angrist et al. 1980; Crow 1985) ließ bei Patienten mit prädominanter Minussymptomatik und der damit verbundenen Etikettierung als „therapierefraktär" therapeutisch-konzeptionelle Perspektiven vermissen. Katamnesestudien erbrachten zwischenzeitlich Hinweise, daß Plus- und Minussymptomatik zur selben Zeit bei dem erkrankten Patienten vorkommen, demnach nicht gesonderten Krankheitsprozessen zugehörig sind oder sich nicht nur in unterschiedlichen Verlaufsabschnitten einer schizophrenen Psychose ereignen. Nach einer Fokussierung auf diagnostische und ätiopathogenetische Aspekte der schizophrenen Minussymptomatik traten nun auch pharmakotherapeutische Überlegungen zur schizophrenen Minussymptomatik in den Vordergrund wissenschaftlichen Interesses. Allgemeingültige Therapieprinzipien oder -standards der Minussymptomatik bei schizophren Erkrankten bestehen derzeit noch nicht, da

1) schizophrene Minussymptome multifaktoriell bedingt sind,
2) geeignete Tiermodelle für die Negativsymptomatik nicht zur Verfügung stehen und
3) die meisten der bislang durchgeführten Therapiestudien durch erhebliche methodische Probleme gekennzeichnet sind: So war das Studiendesign der bislang publizierten Untersuchungen meist so konzipiert, daß primär das Ansprechen von Plussymptomatik auf Neuroleptika und erst sekundär das Ansprechen der Negativsymptomatik geprüft wurde. Ein weiteres methodisches Problem der vorliegenden Studien, das die Erstellung therapeutischer Richtlinien erheblich erschwert, stellen der geringe Stichprobenumfang und der häufig kurze, nur wenige Wochen betragende Untersuchungszeitraum dar.

Für die Entwicklung von Therapiekonzepten sind Überlegungen zur Differentialdiagnose der Minussymptomatik wesentliche Voraussetzungen (Müller-Spahn et al. 1992). Minussymptome sind keinesfalls schizophreniespezifisch (Angst et al. 1989; Wing 1989). Sie werden vielmehr bei zahlreichen, ätiologisch völlig unterschiedlichen psychiatrischen Erkrankungen beschrieben, was die Erfordernis einer klaren nosologischen Zuordnung vor Festlegung eines Behandlungsplans unterstreicht. So wurden beispielsweise Negativsymptome sowohl bei Patienten mit einer „major affective disorder" als auch im Rahmen von Demenz oder Wesensänderung, z. B. bei Alkoholismus, beobachtet (Nestadt u. McHugh 1985), in geringerem Umfang auch bei neurotischen Erkrankungen, Phobien und Persönlichkeitsstörungen. Darüber hinaus wurden Minussymptome im Rahmen von primär neurologischen Erkrankungen wie Parkinson-Syndromen oder postenzephalitischen Störungen beschrieben (Wing 1989).

Carpenter et al. (1985) unterteilten die Minussymptome in primäre und sekundäre und entwickelten mit dieser Differenzierung wichtige Hypothesen im Hinblick auf therapeutische Interventionsmöglichkeiten. Nach diesem Konzept von Carpenter et al. sind Minussymptome nicht immer auf die Grundprozesse der schizophrenen Erkrankung allein zurückzuführen. Sogenannte „sekundäre" Minussymptome können im Zusammenhang mit einer akuten psychotischen Dekompensation, z. B. autistischer Rückzug als Schutz vor Reizüberflutung, einer neuroleptischen Therapie, aber auch als Reaktion auf soziale Unterstimulation, z. B. bei längerfristiger Hospitalisierung (Wing u. Brown 1961), oder im Sinne eines unabhängigen depressiv-dysphorischen Syndroms (Kulhara et al. 1989) sich manifestieren. Die Behandlung sollte sich dementsprechend nach der jeweiligen Ursache richten. Die primäre, „schizophreniekennzeichnende" Minussymptomatik zeichnet sich dagegen durch die Affekt- und Antriebsstörungen aus, wie sie bereits von Kraepelin (1913) und Bleuler (1911) beschrieben wurden. Sie ist Ausdruck umfassender kognitiver Störungen, einer tiefgreifenden Kontaktunfähigkeit, einer Störung der inneren Organisation mit Verlust des zielgerichteten Handelns bzw. einer primären Vitalschwäche (Kraepelin 1913; Bleuler 1911; Mundt u. Kasper 1987).

Das Interesse an der differenzierten Diagnostik der Minussymptomatik hat zur Entwicklung verschiedener diagnostischer Meßinstrumente geführt. Im folgenden soll eine kurze Übersicht über verschiedene Ratingskalen vorgestellt werden.

Diagnostik der Minussymptomatik

Die Differenzierung zwischen Plus- und Minussymptomatik der Schizophrenie ist in der Vergangenheit durch die unzureichende Standardisierung der Methodik schwierig gewesen. Tabelle 1 gibt einen Überblick über die psychopathometrischen Meßinstrumente, die in den vergangenen Jahren auch in der Beurteilung der Minussymptomatik zur Anwendung kamen.

Das Fehlen eines validen Konstrukts, einer längerfristigen Zuverlässigkeit der Resultate und detaillierter Kriterien für die Durchführung psychiatrischer Interviews und Beurteilung des Schweregrads der Symptome wurde einigen dieser Untersu-

Tabelle 1. Überblick über psychopathometrische Meßinstrumente zur Diagnostik/Dokumentation schizophrener Minussymptome

Autoren	Jahr	Meßinstrument	Itemzahl
Overall u. Gorham	1962	BPRS Brief Psychiatric Rating Scale	4
Abrams u. Taylor	1978	RSEB Rating Scale for Emotional Blunting	16
Arbeitsgemeinschaft für Methodik und Dokumentation in der Psychiatrie	1981	AMDP	18
Lewine et al.	1983	SADS-C Negative Symptom Scale Schedule for Affective Disorder and Schizophrenia-Current	11
Honigfeld u. Klett	1965	NOSIE Nurse's Observation Scale for Inpatient Evaluation	8
Angst et al.	1989	NAMDP Negative Symptomliste des AMDP-Systems	14
Andreasen	1982	SANS Scale for the Assessment of Negative Symptoms	25
Mundt et al.	1985	INSKA Intentionalitätsskala	60
Iager et al.	1985	NSRS Negative Symptom Rating Scale	10
Kay et al.	1986	PANSS Positive and Negative Syndrome Scale	7
Gross et al.	1986	BSABS Bonner Skala für die Beurteilung von Basissymptomen	104
Alphs et al.	1989	NSA Negative Symptom Assessment	26

chungsinstrumente vorgeworfen. Ein international erprobtes Instrument zur psychometrischen Beurteilung schizophrener Minussymptomatik stellt die SANS-Skala nach Andreasen dar (s. Übersicht). Zwischenzeitlich wurde die „PANSS" – die „Positive and Negative Syndrome Scale" zur typologischen und dimensionalen Erfassung schizophrener Phänomene entwickelt und standardisiert (Kay et al. 1987). Die PANSS basiert auf einem formalisierten semistrukturierten klinischen Interview und weiteren Informations-

---

Beurteilung der Minussymptomatik nach Andreasen (1982); Scale for the Assessment of Negative Symptoms (SANS):

I. Affektverflachung und Affektstarrheit:
   – starrer Gesichtsausdruck,
   – verminderte Spontanbewegung,
   – Armut der Ausdrucksbewegungen,
   – geringer Augenkontakt,
   – fehlende affektive Auslenkbarkeit (Affektverflachung),
   – unangemessener Affekt (Parathymie),
   – Mangel an vokaler Ausdrucksfähigkeit (monotone Sprache),
   – subjektive Beschwerden über gefühlsmäßige Leere oder Verlust der Empfindungsfähigkeit.

II. Alogie und Paralogie:
   – Verarmung der Sprechweise,
   – Verarmung des Gesprächsinhalts,
   – Gedankenabreißen,
   – erhöhte Antwortlatenz,
   – subjektive Bewertung der Alogie.

III. Abulie-Apathie:
   – Pflege und Hygiene,
   – Unstetigkeit in Beruf und Ausbildung,
   – körperliche Energielosigkeit,
   – subjektive Beschwerden von Abulie und Apathie.

IV. Anhedonie-Asozialität:
   – Freizeitvergnügen und Aktivitäten,
   – sexuelles Interesse,
   – Fähigkeit, Intimität und Nähe zu fühlen,
   – Verhältnis zu Verwandten und Kollegen (Autismus),
   – subjektives Bewußtwerden von Anhedonie-Asozialität.

V. Aufmerksamkeit:
   – soziale Unaufmerksamkeit,
   – Unaufmerksamkeit während der psychologischen Testung,
   – subjektive Beschwerden von Unaufmerksamkeit.

quellen, die 30-Item-Skala wurde zur Beurteilung von Plus-, Minus- und anderen Symptomformen konzipiert. Die PANSS trägt dem Bedürfnis gezielter Beurteilung der positiven und negativen Dimensionen schizophrener Erkrankungen nach dem Konzept von Crow (1980 a, 1980 b) und Andreasen u. Olsen (1982) Rechnung; 7 der 30 Items sind zu einer Plusskala zusammengefaßt, weitere 7 Items bilden eine Minusskala. Anhand der Unterschiede zwischen beiden Skalen wird auf einer zweiseitigen Gesamtskala festgestellt, in welchem Umfang das eine Syndrom das andere überwiegt. Durch einen 4. Index, die psychopathologische Globalskala wird es möglich, den globalen Schweregrad der schizophrenen Störung durch Addierung der übrigen 16 Items zu beurteilen. Die möglichen Skalen-Gesamtwerte betragen somit 7–49 für die Plus- und Minusskala und 16–112 für die psychopathologische Globalskala (Tabelle 2).

Tabelle 2. PANSS (1987, 1988)

Positivskala	Negativskala	Allgemeine Psychopathologieskala
P 1 Wahnideen	N 1 Affektverflachung[a]	G 1 Sorge um die Gesundheit[a]
P 2 Formale Denkstörungen[a]	N 2 Emotionaler Rückzug[a]	G 2 Angst[a]
P 3 Halluzinationen[a]	N 3 Mangelnder affektiver Rapport[a]	G 3 Schuldgefühle[a]
P 4 Erregung[a]	N 4 Soziale Passivität und Apathie[a]	G 4 Anspannung[a]
P 5 Größenideen[a]	N 5 Schwierigkeiten beim abstrakten Denken	G 5 Manierismen und unnatürliche Körperhaltung
P 6 Mißtrauen Verfolgungsideen[a]	N 6 Mangel an Spontanität und Flüssigkeit der Sprache	G 6 Depression[a]
P 7 Feindseligkeit[a]	N 7 Stereotype Gedanken	G 7 Motorische Verlangsamung[a]
		G 8 Unkooperatives Verhalten[a]
		G 9 Ungewöhnliche Denkinhalte[a]
		G 10 Desorientiertheit[a]
		G 11 Mangelnde Aufmerksamkeit
		G 12 Mangel an Urteilsfähigkeit und Einsicht
		G 13 Willensschwäche
		G 14 Mangelnde Impulskontrolle
		G 15 Selbstbezogenheit
		G 16 Aktives soziales Vermeidungsverhalten

[a] Items der PBRS.

Studien, in denen die PANSS verwendet wurde, belegen Reliabilität und Reproduzierbarkeit der Skala bei nichtremissiven chronischen Schizophrenen sowie die Validität unter verschiedenen Gesichtspunkten (Kay et al. 1987, Kay u. Opler 1987; Kay et al. 1988; Opler et al. 1987).

Zusammenfassend liefern die Untersuchungsreihen die Bestätigung, daß die PANSS als psychometrisches Instrument zur typologischen und dimensionalen Bewertung voneinander abzugrenzender schizophrener Syndrome geeignet ist. Auch ergab sich eine sehr gute Korrelation mit der Methode von Andreasen in der Beurteilung der Plussymptomatik (R=0,77) und der Minussymptomatik (R=0,77) (Kay et al. 1988). Mehrdimensionale und psychopharmakologische Untersuchungen schließlich belegen die inhaltliche Validität, die Trennschärfe, die Konvergenz und Vorhersageverläßlichkeit der PANSS sowie auch die Empfindlichkeit gegenüber Arzneimittelwirkungen im Rahmen von Langzeitkontrollen.

Nachfolgend werden kurz therapeutische Strategien skizziert, die bei Patienten mit primärer oder sekundärer Minussymptomatik im Rahmen einer schizophrenen Psychose zur Anwendung kommen.

Behandlung mit konventionellen Neuroleptika

Einhergehend mit der Annahme, daß die schizophrene Minussymptomatik nicht reversibel sei, wurden damit verbundene therapeutische Ansätze zunächst als wenig aussichtsreich eingeschätzt (Johnstone et al. 1978; Weinberger et al. 1980; Andreasen 1982). Erst mit differenzierter Beurteilung der unterschiedlichen ätiologischen Aspekte der Minussymptome konnte dann eine Fokussierung auf relevante therapeutische Fragestellungen erfolgen. In den letzten Jahren wurden 2 unterschiedliche Forschungsansätze zur psychopharmakologischen Beeinflussung der negativen Symptome untersucht – die Wirksamkeit sowohl konventioneller wie die Entwicklung atypischer oder neuartiger Neuroleptika. Einen differentiellen Effekt der typischen Neuroleptika auf die Negativsymptomatik schizophrener Patienten herauszuarbeiten, war ein wichtiges therapeutisches Ziel, nachdem ein günstiges Ansprechen von Minussymptomen auf konventionelle Neuroleptika beschrieben worden war (Goldberg 1985; Meltzer u. Zureick 1989). Die 2. Forschungsstrategie betraf die Entwicklung neuartiger Antipsychotika, häufig am pharmakologischen Wirkprofil von Clozapin orientiert. Clozapin erschien als atypisches Neuroleptikum mit außergewöhnlichem Wirkprofil als „Modellsubstanz" besonders gut geeignet: Verschiedene klinische Studien zeigen eine deutliche positive Beeinflussung von Minussymptomen und therapieresistenten, nichtremissiven Krankheitsverläufen bei insbesondere weitgehend fehlenden extrapyramidal-motorischen Nebenwirkungen (Kane et al. 1988; Meltzer u. Zureick 1989; Naber et al. 1992). Der letztgenannte Aspekt scheint von besonderer Relevanz, nachdem zwischen Minussymptomen und von konventionellen Neuroleptika induzierten extrapyramidalmotorischen Störungen, die sich bei ca. 30–40 % der Patienten infolge des Dopamin-antagonistischen Effekts im nigrostriären System entwickeln, positive Korrelationen gefunden wurden (Prosser et al. 1987).

Verschiedene klinisch-pharmakologische Untersuchungen zeigen ein Ansprechen von Minussymptomen auf Therapie mit konventionellen Neuroleptika, wobei es bisher nicht gelang, Differentialindikationen für unterschiedliche Neuroleptika herauszufinden. Die Besserung der negativen Symptome erfolgt im übrigen parallel oder langsamer als die Positivsymptomatik (Woggon u. Angst 1976, Goldberg 1985). Die gesamte Minussymptomdauer steht in engem Zusammenhang mit ihrer therapeutischen Response. Die Minussymptome sind, wenn sie im Rahmen einer chronischen Verlaufsform auftreten, stabiler und schwerer beeinflußbar. Tabelle 3 gibt einen Überblick über Studien zur Wirksamkeit konventioneller Neuroleptika auf schizophrene Minussymptomatik.

Hier sei nochmals darauf verwiesen, daß die meisten Untersuchungen aufgrund des unterschiedlichen Studiendesigns nur begrenzt oder nicht miteinander vergleichbar sind. Eine klinisch relevante Überlegenheit einer Substanz war nicht nachzuweisen. Zur adäquaten Therapieevaluation wird es künftig von Bedeutung sein, das Studiendesign derart zu konzipieren, daß nicht beispielsweise zu kurze Behandlungsdauer oder zu geringer Stichprobenumfang die Aussagekraft einschränken.

Behandlung mit Antidepressiva

Aus klinischer Sicht ist eine Differenzierung von schizophrener Minus- und depressiver Symptomatik bedeutsam, nachdem depressive Syndrome in verschiedenen Verlaufsabschnitten der Schizophrenie häufig sind (Mayer-Gross 1920; Conrad 1958; Möller u. von Zerssen 1982). Eine differenzierte Unterscheidung ist aufgrund gemeinsamer psychopathologischer Auffälligkeiten wie Affektstarrheit, Anhedonie, Antriebsdefizit, sozialer Rückzug und Konzentrationsstörungen häufig kaum möglich (Kulhara et al. 1989). Andere Untersucher fanden, daß negative und depressive Symptome abzugrenzen waren (McKenna et al. 1989). Nach einer Studie von Siris et al. 1988 hatten von 46 Patienten mit einer postpsychotischen Depression die Hälfte zur gleichen Zeit Minussymptome. Insgesamt sind die Befunde aus neueren Studien, inwieweit Minussymptome und depressiv-apathische Syndrome assoziiert sind, inkonsistent (Tegeler 1990). Tabelle 4 faßt die Ergebnisse verschiedener Studien zusammen, in denen die Wirksamkeit von Antidepressiva in Kombination mit einer neuroleptischen Basistherapie überprüft wurde. Dabei wurde über günstige therapeutische Effekte einer Kombinationstherapie unabhängig von der Art des jeweiligen Antidepressivums berichtet. Um eine psychotische Symptomprovokation zu vermeiden, sollte keine antidepressive Monotherapie durchgeführt werden, dies ganz besonders, wenn der Patient bei Therapiebeginn noch floride psychotisch ist oder die produktive Symptomatik erst kurz abgeklungen ist.

Tabelle 3. Studien zur Wirksamkeit konventioneller Neuroleptika in der Therapie schizophrener Minussymptomatik

Autoren	Jahr	Anzahl Diagnose	Studiendesign Substanz	Vergleichssubstanz	Dauer (Tage)	Maximaldosierungen	Ergebnisse	Drop-out-Rate
Haas und Beckmann	1982	30 Schizophrene	Doppelblind, Pimozid	Haloperidol	30	Pimozid: 60 mg/Tag Haloperidol: 60 mg/Tag	Signifikante Besserung der Affektverflachung und des emotionalen Rückzugs unter Pimozid (BPRS)	2
Wilson et al.	1982	43 chronisch Schizophrene	Doppelblind, Vergleich Pimozid mit CPZ in der Erhaltungstherapie	CPZ	365	Pimozid: 20 mg/Tag CPZ: 950 mg/Tag	Beide Substanzen vergleichbar wirksam (BPRS, Evaluation of Social Functioning Scale)	19
Wiesel et al.	1985	50 Schizophrene	Doppelblind, Sulpirid	CPZ	56	Sulpirid: 800 mg/Tag CPZ: 400 mg/Tag	Signifikante Besserung des Faktors Verlangsamung (NOSIE) unter Sulpirid	?
Breier et al.	1987	19 chronisch Schizophrene	Doppelblind, Fluphenazin	Placebo	28	31 ± 12 mg/Tag	Signifikante Besserung der Minussymptomatik unter Fluphenazin (BPRS Emotional Blunting Scale)	

Kane et al.	1988	268 therapieresistente schizophrene Patienten	Doppelblind, Clozapin	CPZ und Benztropin	42	Clozapin: 900 mg/Tag CPZ: 1800 mg/Tag	Clozapin: 30 % Responder, CPZ: 4 % (BPRS, NOSIE, CGI), unter Clozapin signifikante Besserung der Minussymptomatik (BPRS, NOSIE)	Clozapin: 12 % CPZ: 13 %
Serban et al	1992	30 chronisch Schizophrene	Offen Thiothixen	–	90	Durchschnittlich 26,75 mg/Tag, maximal 60 mg/Tag	Signifikante Besserung der Minussymptomatik für alle 5 Faktoren (SANS) (mit Ausnahme von Anhedonie in der 4. Woche), Besserung der Plussymptomatik scheint unabhängig davon zu sein	7
Breier et al.	1994	39 chronisch Schizophrene mit schlechtem Ansprechen auf konventionelle Neuroleptika (3 sechswöchige Behandlungen)	Doppelblind, Clozapin	Haloperidol und Benztropin	70	Clozapin 600 mg/Tag, Haloperidol: 30 mg/Tag	Überlegenheit von Clozapin bezüglich positiver und negativer Symptome; signifikante Besserung der Minussymptome in der Subgruppe der Non-deficit-Schizophrenen	2

Tabelle 4. Studien zur Wirksamkeit von Antidepressiva in der Therapie schizophrener Minussymptomatik

Autoren	Jahr	Anzahl Diagnose	Studiendesign Substanz	Vergleichs-substanz	Dauer	Dosis	Ergebnisse	Drop-out-Rate
Siris et al.	1988	46 Patienten mit postpsychotischer Depression, 23 mit Minussymptomatik	Doppelblind, Imipramin zusätzlich zu Fluphenazindecanoat und Benztropin	Placebo	6 Wochen	150–200 mg/Tag	Imipramin besser als Placebo (CGI)	–
Yamagami und Soejima	1989	32 chronisch Schizophrene	Offen, Maprotilin zusätzlich zu Neuroleptika	–	10 Wochen	150–250 mg/Tag	Besserung in 68,8 % (Final Global Improvement Rating)	–
Mizuki et al.	1991	20 chronisch Schizophrene ohne EPMS	Offen, Mianserin zusätzlich zu Neuroleptika	–	6 Wochen	120 mg/Tag	Signifikante Besserung der Minussymptomatik (BPRS)	–
Goff et al.	1990	14 therapieresistente Schizophrene	Offen, Fluoxetin zusätzlich zu Neuroleptika	–	6 Wochen	20 mg/Tag	Signifikante Besserung nach 6 Wochen (SANS)	5
Siris et al.	1990	14 Patienten mit postpsychotischer Depression oder Minussymptomatik frühere Imipramin-responder	Doppelblind, 8 Patienten Imipraminerhaltungstherapie zusätzlich zu Fluphenazindecanoat und Benztropin, 6 Patienten Placebo	Placebo	1 Jahr	mindestens 150 mg/Tag (150–300 mg/Tag)	Bei allen Placebo-patienten Rezidiv, bei 2 von 8 Imipramin-patienten Rezidiv (SADS, CGI)	1

Siris et al.	1991	27 Patienten mit Minussymptomatik bei schizophrener oder schizoaffektiver Psychose und postpsychotischer Depression	Doppelblind, zusätzlich zu Fluphenazindecanoat und Benztropin 10 Patienten Imipramin	Placebo	18 Pat. 6 Wochen, 9 Pat. 9 Wochen	3 Patienten 150 mg/Tag 7 Patienten 200 mg/Tag	Imipramin besser als Placebo	–
Silver und Nassar	1992	30 chronisch Schizophrene mit mindestens 5jähriger Krankheitsdauer und einjährigem Hospitalaufenthalt	Doppelblind, Fluvoxamin zusätzlich zu NL und Benztropin	Placebo	7 Wochen	1. Woche 50 mg/Tag, 2. Woche 100 mg/Tag, ab 6. Woche 50 mg/Tag	Signifikante Besserung von SANS-Gesamtscore bei Verum- und Placebopatienten, Fluvoxamin-Gruppe signifikant besser als Placebogruppe; Fluvoxamin signifikant besser als Placebo nach 7 Wochen in Einzelfaktoren, affektive Verflachung, Alogie Anhedonie	–

BPRS: Brief Psychiatric Rating Scale.
CGI: Clinical Global Impressions.
SANS: Scale for Assessment of Negative Symptoms.
SADS: Schedule for Affective Disorders and Schizophrenia.

Behandlung mit nicht neuroleptisch wirksamen Substanzen

Untersuchungen zur Pathophysiologie der schizophrenen Defizitsymptome ergaben Anhalt für funktionelle Störungen zahlreicher unterschiedlicher Neurotransmittersysteme. Es wurde über eine erhöhte serotonerge Aktivität (Reyntjens et al. 1986; Alphs et al. 1989), eine erhöhte cholinerge Aktivität (Tandon et al. 1988; Tandon u. Greden 1989; Fisch 1987), eine erhöhte noradrenerge Aktivität (van Kammen et al. 1990), eine reduzierte dopaminerge Aktivität (Gerlach u. Lüdorf 1975; Waddington et al. 1987; Carnoy 1986; Davis et al. 1991) und eine Dysfunktion des glutamatergen Systems (Kornhuber et al. 1990; Meltzer 1991) berichtet. In Tabelle 5 sind Studien zusammengefaßt, die nicht neuroleptisch wirksame Substanzen in der Therapie schizophrener Minussymptome überprüften. Die Therapiekonzepte umfassen daher je nach postuliertem biologischen Modell unterschiedliche Substanzen. Eine generelle Therapieempfehlung läßt sich für die klinische Praxis aus der Vielfalt dieser Therapieansätze nicht aussprechen.

Behandlung mit neuen potentiell antipsychotisch wirksamen Substanzen

Obwohl in der Akut- und Erhaltungstherapie die Wirkung konventioneller Neuroleptika belegt ist, besteht weiterer Bedarf an der Entwicklung neuer antipsychotisch wirksamer Substanzen von höherer Wirksamkeit und niedrigerer Toxizität. Seit seiner Einführung 1967 und seiner Kategorisierung als „atypisches Neuroleptikum" war Clozapin wegen seiner weitgehend fehlenden extrapyramidalmotorischen Nebenwirkungen als Modellsubstanz interessant (Klages et al. 1993). Dabei besteht weitgehend Übereinkunft bezüglich der Hypothese, daß der allen Neuroleptika gemeinsame antipsychotisch bedeutsame Wirkmechanismus in einer Blockade zentraler Dopamin-D_2-Rezeptoren liegen wird. Mit der Entdeckung neuer Dopaminrezeptorsubtypen wurden dann die besonderen Eigenschaften von Clozapin mit seiner selektiven D_4-Rezeptorblockade in Verbindung gebracht (Seeman 1992). Aufgrund experimenteller Untersuchungen wurde vermutet, daß die schizophrene Minussymptomatik in einer Unteraktivität dopaminerger Neurotransmittersysteme im frontalen Kortex begründet sei, die Plussymptomatik hingegen in einer Überaktivität dopaminerger Systeme in subkortikalen und limbischen Systemen (Davis et al. 1991; Herith 1992). Konsekutiv wurde daher die Notwendigkeit der Entwicklung neuer Substanzen mit kombinierter regionenselektiver Blockade entsprechender dopaminerger Systeme gefordert. Das besondere klinische Wirkprofil von Clozapin wurde auch damit begründet, daß dieses im frontalen Kortex der Ratte über eine D_1-Blockade „präferentiell und langanhaltend" die extrazelluläre Dopaminkonzentration erhöht und damit einer dopaminergen Unteraktivität in diesem Gebiet entgegenwirkt, während postsynaptische D_1- und D_2-Rezeptoren in „balancierter" Weise, aber nicht vollständig gehemmt werden (Markstein 1993).

Mit antipsychotisch wirksamen Substanzen, die sich auf die Therapie der Minussymptomatik fokussieren, sollte eine klinisch relevante dopaminerge Blockade im nigrostriären System nicht verbunden sein, da klinisch eine Antriebsarmut, die sich unter Therapie mit konventionellen Neuroleptika entwickelt, als Hypo- oder Akinese ein „morbogenes" Antriebsdefizit imitieren oder im Sinne eines Additionseffekts negativ beeinflussen kann. Kein Mißbrauchs- oder Abhängigkeitspotential, gute vegetative Verträglichkeit und eine fehlende Potenz zur Schädigung des hämatopoetischen Systems – im Gegensatz zum Agranulozytoserisiko von Clozapin – sind weitere Erwartungen, die an das pharmakologische und klinische Wirkprofil neuer Substanzen gestellt werden, die sich auf einen häufig chronischen und therapieresistenten Krankheitsverlauf positiv auswirken sollen. Berücksichtigt man des weiteren, daß es sowohl bei Krankheitsbeginn mit „positiver" wie auch „negativer" oder „gemischter" schizophrener Symptomatik zum Syndromshift kommen kann (Huber 1987), eine Stabilität der Syndromatik somit in der Regel nicht besteht (Deister et al. 1990), so wird von neuen Substanzen nicht nur eine selektive Besserung der Minussymptomatik erwartet, sondern auch ein Ansprechen der produktiv-psychotischen Symptomatik. Eine Substanz, die alle diese Kriterien erfüllt, steht derzeit allerdings nicht zur Verfügung.

Im folgenden werden neue, potentiell antipsychotisch wirksame Substanzen in ihrem pharmakologischen Wirkprofil klassifiziert (s. Übersicht). Stellvertretend für diese sehr unterschiedlichen Substanzen sollten nachfolgende Resultate der klinischen Prüfungen mit Risperidon und Olanzapin in der Behandlung schizophrener Minussyndrome referiert werden.

Risperidon

Dieses neuartige Benzisoxazolderivat ist pharmakologisch in niedriger Dosierung als potenter zentraler 5-HT_2-Rezeptorantagonist und höher dosiert als wirkungsstarker Dopamin-D_2-Rezeptorantagonist charakterisiert. Die In-vitro-Affinität von Risperidon zum Dopamin-D_1-Rezeptor ist mehr als 100mal niedriger als zum D_2-Rezeptorsubtyp. Risperidon ähnelt pharmakologisch der Substanz Ritanserin in bezug auf ihren Serotonin-5-HT_2-Antagonismus sowie Haloperidol bezüglich ihres Dopamin-D_2-Antagonismus (Janssen et al. 1988; Leysen et al. 1988). Das pharmakologische Wirkprofil von Risperidon ist damit dem von Clozapin ähnlich, wobei es allerdings keine anticholinergen Eigenschaften besitzt (Janssen et al. 1988). In Analogie zu Clozapin wird von kombinierten 5-HT_2-Rezeptorantagonisten eine therapeutische Effizienz bei der Behandlung von Plus- und Minussymptomatik bei geringen bis fehlenden EPMS-Effekten erwartet.

In einer eigenen Studie wurden 11 chronisch Schizophrene mit prädominanter Minussymptomatik mit einer durchschnittlichen Dosis von 5,5 mg Risperidon pro Tag über einen Untersuchungszeitraum von durchschnittlich 27 Tagen behandelt. Bei einer insgesamt guten Verträglichkeit kam es zu einer signifikanten Besserung der Minussymptomatik, wobei vereinzelt extrapyramidalmotorische sowie gastrointestinale Nebenwirkungen auftraten (Müller-Spahn et al. 1990). In einer kanadischen placebokontrollierten Doppelblindmulticenterstudie wurden 135 stationäre Patienten mit der Diagnose einer chronischen Schizophrenie randomisiert über

Tabelle 5. Studien zu nicht neuroleptisch wirksamen Substanzen in der Therapie schizophrener Minussymptomatik

Autoren	Jahr	Anzahl Diagnose	Studiendesign Substanz	Vergleichs-substanz	Dauer (Tage)	Maximal-dosierung	Ergebnisse	Drop-out-Rate
Uhr et al.	1988	12 Schizophrene/Schizoaffektive (depressiv), davon 10 Patienten mit Minussymptomatik	Doppelblind unter Fortführung der Neuroleptikatherapie (ein Patient ohne Neuroleptika), Zugabe von Verapamil	Placebo	14–42	320 mg/Tag p. o.	Kein Unterschied zu Placebo	–
Tandon et al.	1988	5 chronisch Schizophrene ohne EPMS	Offen unter Fortführung der Neuroleptikatherapie Zugabe von Trihexyphenidyl	–	56	10 mg/Tag p. o.	Signifikante Besserung, (SANS-Gesamtscore, Affektverflachung, Abulie, Apathie, Anhedonie)	–
Csernansky et al.	1988	72 Schizophrene	Doppelblind, Alprazolam	Placebo Diazepam	35	Alprazolam 4,2 ± 1,8 mg/Tag Diazepam 44 ± 16 mg/Tag	Keine signifikanten Unterschiede (SANS)	28
Alphs et al.	1989	11 Schizoaffektive mit Minussymptomatik	Doppelblind unter Fortführung der Neuroleptikatherapie, 2–3 Wochen Placebo, dann intermittierend Vergleich Fenfluramin mit Placebo	Placebo	–	240 mg/Tag p. o.	Kein signifikanter Unterschied (NSA), Hypotension als Nebenwirkung	–

Tandon et al.	1991	30 Schizophrene	Offen, mindestens 14 Tage ohne Neuroleptika, dann Biperiden	2	8 mg/Tag p. o.	–	Signifikante Besserung der Minussymptomatik (BPRS), signifikante Verschlechterung der Plussymptomatik (BPRS)
Levi-Minzi et al.	1991	6 chronisch Schizophrene	Offen unter Fortführung der Neuroleptikatherapie, Zugabe von Bromocriptin	2–9 Jahre	10–20 mg/Tag p. o. („27 Pat.-Jahre")	–	Kasuistische Beschreibung der Besserung der Minussymptomatik; 3 Patienten erlitten psychotische Dekompensation, 1 Patient wegen Neuroleptikanoncompliance, bei 4 Patienten auch Besserung der depressiven Verstimmung
Duinkerke et al.	1993	33 Schizophrene mit prädominanter Minussymptomatik	Doppelblind unter Fortführung der Neuroleptikatherapie; Zugabe von Ritanserin	42	30 mg/Tag p. o.	Placebo	8	Besserung der Minussymptome unter Ritanserin; Signifikant bei den SANS-Items Gesichtsausdruck, globale Affektverflachung, soziale Kontakte und bei den BPRS-Items emotionaler Rückzug und depressive Stimmung

BPRS: Brief Psychiatric Rating Scale;
NL-RS: Luria Nebraska Rating Scale;
NOSIE: Nurse's Observation Scale for Inpatient Evaluation;
NSA: Negative Symptom Assessment;
SANS: Scale for Assessment of Negative Symptoms.

Pharmakologische Klassifikation neuer und möglicher antipsychotisch wirksamer Substanzen

– Dopamin (DA)-Autorezeptoragonisten
   B-HT 920
   Roxindol
– Selektive Dopamin(DA)-Rezeptorantagonisten
   a) D_1-Rezeptorantagonisten
     SCH 39166
     NNC 01-0687
   b) D_2-Rezeptorantagonisten
     Racloprid
– Partielle D_2-Rezeptoragonisten
   SDZ HDC 912
   SDZ MAR 327
   Tergurid
– D_2- und 5-HT_2-Rezeptorantagonisten
   Risperidon
   ICI 204.636
– D_2-5-HT_2- und α_1-Rezeptorantagonisten
   Zotepin
   Sertindol
   Amperozid
– D_2-5-HT_{1A}-5-HT_2-D_2-Rezeptorantagonisten
   SL 82.0715
– Nichtdopaminerg wirksame Substanzen
   a) Serotoninerg wirksame Substanzen
     z. B. 5-HT_2-/1C-Antagonist (Ritanserin)
   b) Glutamatagonisten
     z. B. Milacemid
   c) GABA-A-Benzodiazepinagonisten
     z. B. partielle Benzodiazepinagonisten (Bretazenil)

8 Wochen in einer von 6 parallel durchgeführten Therapien untersucht: Die Patienten erhielten nach einer einfach blinden Plazeboauswaschphase täglich entweder 2, 6, 10, 16 mg Risperidon oder 20 mg Haloperidol oder Plazebo, die Dosierungen wurden innerhalb einer Woche auftitriert. Ein Gesamtpositiv- und -negativscore auf der PANSS zwischen 60 und 120 war als Einschlußkriterium gefordert. Die Daten zeigen, daß Risperidon in einem optimalen Dosisbereich von 6 mg/Tag eine signifikante Besserung sowohl der Plus- als auch der Minussymptomatik bewirkt ohne Zunahme der Parkinson-Symptome und daß es eine signifikant günstige Wirkung auf Spätdyskinesien ausübte (Chouinard et al. 1992).

Olanzapin (LY 170 054)

Diese Substanz hat D_1- und D_2-antagonistische Wirkung, wobei die D_1-Wirkung schwächer ausgeprägt ist. Daneben hat Olanzapin 5-HT_2-antagonistische Eigenschaften, eine geringe anticholinerge sowie ebenfalls relativ geringe Wirkung auf das α-adrenerge System (Fuller u. Snoddy 1992). Auch Olanzapin ähnelt vom pharmakologischen Wirkprofil damit Clozapin und läßt so ein verbessertes EPMS-Profil im Vergleich zu konventionellen Neuroleptika erwarten (Moore et al. 1992). In einer offenen Studie mit 10 Patienten zeigten 6 Patienten einen Rückgang des BPRS-Score um 66–87 %. Bei 2 weiteren Patienten, die lediglich 5 mg Olanzapin/Tag erhielten, zeigte sich nur eine geringe Besserung mit einem BPRS-Rückgang von 5–12 %, 2 weitere Patienten brachen nach 2 Wochen die Untersuchung ab. In mehreren doppelblindkontrollierten Studien wurde Olanzapin mit Haloperidol verglichen. Dabei wurden im Rahmen einer multizentrischen Prüfung insgesamt 619 Patienten in Europa und den USA behandelt. Die statistische Auswertung dieser klinischen Prüfung ist noch nicht abgeschlossen. Dennoch zeigte die Prüfung der bisher vorliegenden Daten hinsichtlich Verträglichkeit und Wirksamkeit derart klare Befunde bzw. Unterschiede, daß weiterführende Therapiestudien zur Behandlung von Patienten mit einer schizophrenen Psychose begonnen werden konnten (Naber, mündliche Mitteilung).

Zusammenfassend sind neben den beiden stellvertretend erwähnten Substanzen derzeit weitere, durchaus vielversprechende Substanzen in der klinischen Prüfung. Die Entwicklung einer Substanz, die die speziellen Charakteristika von Clozapin ohne Störungen des hämatopoetischen Systems und ohne vegetative Nebenwirkungen vereint, ist bisher noch nicht gelungen.

Durchführung der Therapie

Nachdem ein wissenschaftlich etablierter Therapiestandard derzeit noch nicht vorliegt, andererseits vor Einleitung einer Therapie die komplexe Ausgangslage mit den unterschiedlichen zugrundeliegenden biologischen Hypothesen und differentialdiagnostischen Überlegungen zu berücksichtigen ist, sollten vor Beginn der Therapie im Einzelfall die folgenden Punkte diskutiert werden:

1. Zusammenhang zwischen schizophrener Minus- und produktiv-psychotischer Symptomatik,
2. Zusammenhang zwischen sekundärer Minussymptomatik und
   - akuter psychotischer Dekompensation
   - einer vorbestehenden neuroleptischen Behandlung
   - einer Reaktion auf soziale Unterstimulation und
   - einer depressiven Symptomatik,
3. der Zeitpunkt der Erkrankung, zu dem sich die Symptomatik entwickelte,
4. Erfordernis eines Gesamtbehandlungskonzepts mit sozio- und milieutherapeutischen Behandlungsangeboten,

5. Berücksichtigung individueller Risikofaktoren (z. B. Alter, Compliance, somatische Erkrankungen, Blutbildveränderungen, erhöhte Sensibilität bezüglich extrapyramidalmotorischer Störungen) bei der Auswahl der Substanz.

Aus der Tabelle 6 ergeben sich Therapiestrategien für sekundäre sowie Vorschläge für Behandlungsmöglichkeiten primärer Minussymptome.

Zunächst stellt sich die Frage, ob ein Patient mit Defizitsymptomatik floride psychotisch ist. Ist ein Zusammenhang von negativer Symptomausgestaltung und akuter produktiver Symptomatik erkennbar, ist eine neuroleptische Therapie mit Dosen von 300 bis 600 mg Chlorpromazineinheiten/Tag sinnvoll (Kane 1989). Besteht der Verdacht, daß die sekundäre Minussymptomatik Ausdruck einer neuroleptischen Retardierung ist, sind eine anticholinerge Zusatztherapie, Dosisreduktion oder auch Umstellen auf ein Neuroleptikum mit geringerem Akinesepotential erforderlich. Gerade wenn ein offensichtliches Parkinson-Syndrom fehlt oder nur

Tabelle 6. Therapie schizophrener Minussymptomatik

1. Sekundäre Minussymptomatik

Pathogenese	Therapie
Im Zusammenhang mit einer akuten Psychose	Neuroleptika, 300–600 mg/Tag Chlorpromazin-äquivalente
Im Rahmen von extrapyramidalen Störungen	Biperiden, Dosisreduktion bzw. Umsetzen
Als Reaktion auf soziale Unterstimulation	Primär Soziotherapie
Im Zusammenhang mit depressiven Syndromen	Zusätzlich Antidepressiva

2. Primäre Minussymptomatik

Substanz (Beispiel)	1. Schritt (mg/Tag)	2. Schritt (mg/Tag)
Clozapin	100–200	– 600
Flupentixol	2– 4	– 12
Fluphenazin	2,5–10	– 25
Perazin	150–300	– 600
Pimozid	2– 4	– 10
Sulpirid	100–300	– 1000
Zotepin	100–300	– 300

gering ausgeprägt ist und der Patient über die Möglichkeit extrapyramidalmotorischer Nebenwirkungen der neuroleptischen Therapie nicht adäquat informiert ist, können diese Beschwerden subjektiv krankheitsbedingt fehlinterpretiert werden und die Entwicklung weiterer negativer und/oder depressiver Symptome (Bandelow et al. 1992) noch begünstigen. ,,Morbusextrinsische", sekundäre Minussymptome sind auch als Antwort auf Unterstimulation der sozialen Umgebung bekannt geworden. Ein anregungsarmes Milieu ist in seinem antitherapeutischen Charakter als Ursache des klassischen Hospitalismus dokumentiert. Primär soziotherapeutische Ansätze mit gezielten Trainings- und Rehabilitationsprogrammen sind neben einer rezidivprophylaktischen neuroleptischen Basistherapie eine wesentliche Hilfe. Eine Kombination mit Antidepressiva wird bei den Patienten zu empfehlen sein, bei denen die Minussymptomatik im Kontext mit einer depressiven Verstimmung auftritt, eine stützende psychotherapeutische Behandlung kann zusätzlich indiziert sein.

Beispiele für therapeutisches Vorgehen bei primärer Minussymptomatik ergeben sich ebenfalls aus der Tabelle 6. Therapieresultate mit der an erster Stelle erwähnten Substanz Clozapin werden an anderer Stelle besonders besprochen.

Auf den Aspekt der Dosierung soll bei der Behandlung primärer Minussymptome besonders hingewiesen werden. Primäre Minussymptome scheinen günstiger auf eine niedrigere Dosis anzusprechen. So werden jedenfalls die deutlichen Verhaltensaktivierungen im Tierexperiment bei Verabreichung niedriger Pimoziddosierungen interpretiert (Niemegeers 1988). Daher sollten in einem ersten Behandlungsschritt niedrigere Dosierungen angesetzt werden, wobei im allgemeinen eine längerfristige Behandlungsdauer im Vergleich zur Akuttherapie erforderlich ist.

Zusammenfassung

Bei Patienten mit schlecht oder nicht stabilisierten Krankheitsverläufen können sich vor, mit oder nach Plussymptomen primäre oder auch sekundäre Minussymptome etablieren, die nicht selten Therapieresistenz zeigen oder doch zumindest ausgesprochen ,,geduldige" Behandlungskonzepte erfordern.

Seit Einführung der neuroleptischen Therapie weisen Katamnesestudien zwar auf eine bessere Langzeitprognose schizophrener Psychosen in Richtung eines mitigierten Verlaufs hin. Dennoch erleben viele schizophrene Patienten weiterhin Krankheitsstadien, die durch schwere Defizienzen wie autistisches Verhalten, Affekt- und Antriebsverarmung, Anhedonie, Sprachverarmung, subsummierbar unter dem Begriff der Minussymptomatik, charakterisiert sind.

Erst durch die Aufgabe der sehr fragwürdigen Einschätzung, daß dieser Anteil schizophrener Symptomatik eben ,,primär" und damit therapeutisch nicht beeinflußbar sei, wurde eine objektive Untersuchung wichtiger diagnostischer und therapeutischer Fragestellungen der Minussymptomatik möglich.

Bei der Suche nach neuen innovativen antipsychotisch wirksamen Substanzen zentrieren sich viele Fragestellungen weiterhin um die Aufklärung des außergewöhnlichen Wirkprofils von Clozapin. Unter Therapie mit Clozapin wurde nicht nur ein Ansprechen von positiver, sondern insbesondere auch negativer Symptomatik bei weitgehend fehlenden extrapyramidalmotorischen Störungen berichtet. Wenn auch effiziente medikamentöse Therapieprinzipien für die sogenannte primäre oder reine Minussymptomatik, die im Rahmen der Verlaufsvielfalt schizophrener Psychosen auftreten kann, bisher noch nicht belegt sind, wurden doch ermutigende Therapiekonzepte entwickelt. Die Einführung von antipsychotisch wirksamen Substanzen der „neueren Generation" läßt Erwartungen zu, gerade schizophrenen Patienten mit einem chronischen und schweren Krankheitsverlauf durch eine Suppression der Symptomatik zu einer sozialen Remission zu verhelfen, indem durch eine vorrangige oder begleitende psychopharmakologische Therapie bedürfnisorientierte psychosoziale Behandlungskonzepte durchführbar werden.

Literatur

Abrams R, Taylor M (1978) A rating scale for emotional blunting. Am J Psychiatry 135: 226–229
Alphs L, Lafferman J, Ross L, Bland W, Levine J (1989) Fenfluramine treatment of negative symptoms in older schizophrenic inpatients. Psychopharmacol Bull 25: 149–153
Alphs L, Summerfelt A, Lann H, Muller R (1989) The negative symptom assessment: a new instrument to assess negative symptoms of schizophrenia. Psychopharmacol Bull 25: 159–163
AMDP Arbeitsgemeinschaft für Methodik und Dokumentation in der Psychiatrie (1981) (Hrsg) Das AMDP-System. Manual zur Dokumentation psychiatrischer Befunde. Springer, Berlin Heidelberg New York
Andreasen N, Olsen S (1982) Negative vs. positive schizophrenia: definition and validation. Arch Gen Psychiatry 39: 789–794
Andreasen NC (1982) Negative symptoms in schizophrenia: definition and reliability. Arch Gen Psychiatry 39: 784–788
Angrist B, Rotrosen J, Gershon S (1980) Differential effects of amphetamine and neuroleptics on negative vs. positive symptoms in schizophrenia. Psychopharmacology 72: 17–19
Angst J. Stassen H, Woggon B (1989) Effect of neuroleptics on positive and negative symptoms and the deficit state. Psychopharmacology 99: 41–46
Bandelow B, Müller P, Frick U. Gaebel W, Linden M. Müller-Spahn F, Pietzcker A und Tegeler J (1992) Depressive syndromes in schizophrenic patients under neuroleptic therapy. Eur Arch Psychiatry Clin Neurosci 241: 291–295
Bleuler E (1911) Dementia praecox oder die Gruppe der Schizophrenien. In: Aschaffenburg G (Hrsg) Handbuch der Psychiatrie, 4. Abteilung, 1. Hälfte. Deuticke, Leipzig
Breier A, Wolkowitz O, Doran A, Roy A, Boronow J, Hommer D, Pickar D (1987) Neuroleptic responsitivity of negative and positive symptoms in schizophrenia. Am J Psychiatry 144: 1549–1555
Breier A, Buchanan RW, Kirkpatrick B, Davis OR, Irish D, Summerfelt A, Carpenter WT (1994) Effects on clozapine of positive and negative symptoms in outpatients with Schizophrenia. Am J Psychiatry 151: 20–26
Carnoy P, Soubrie P, Puech A, Simon P (1986) Performance deficit induced by low doses of dopamine agonists in rats. Biol Psychiatry 21: 11–22
Carpenter W, Heinrichs D, Alphs L (1985) Treatment of negative symptoms. Schizophr Bull 11: 440–452
Cesarec Z, Nyman A (1985) Differential response to amphetamine in schizophrenia. Acta Psychiatr Scand 71: 523–538
Chouinard G, Jones B, Remington G, Bloom D, Addington D, MacEwan GW, Labelle A, Beauclair L, Arnott W (1992) A canadian multicenter placebo-controlled study of fixed doses of rispe-

ridone and haloperidol in the treatment of chronic schizophrenic patients. J Clin Psychopharmacol 13: 25–40
Conrad K (1958) Die beginnende Schizophrenie. Versuch einer Gestaltanalyse des Wahns. Thieme, Stuttgart
Crow TJ (1980a) Molecular pathology of schizophrenia: more than one disease process? Br Med J 280: 66–68
Crow TJ (1980b) Positive and negative schizophrenic symptoms and the role of dopamine. Br J Psychiatry 1376: 383–386
Crow TJ (1985) The two-syndrome concept: origins and current status. Schizophr Bull 11: 471–486
Csernansky J, Riney S, Lombrozo L, Overall J, Hollister L (1988) Double-blind comparison of alprazolam, diazepam and placebo for the treatment of negative schizophrenic symptoms. Arch Gen Psychiatry 45: 655–659
Davis KL, Kahn RS, Ko G, Davidson M (1991) Dopamine in Schizophrenia: a review and reconceptualization. Am J Psychiatry 148: 1474–1486
Deister A, Marneros A, Rohde A (1990) Zur Stabilität und positiver Syndromatik. In: Möller HJ, Pelzer E (Hrsg) Neuere Ansätze zur Diagnostik und Therapie schizophrener Minussymptomatik. Springer, Berlin Heidelberg New York, S 25–34
Duinkerke SJ, Botter PA, Jansen AAJ et al. (1993) Ritanserin, a selective $5-HT_{2/1c}$ antagonist, and negative Symptoms in schizophrenia. Br J Psychiatry 163: 451–455
Fisch R (1987) Trihexyphenidylabuse: therapeutic implications for negative symptoms of schizophrenia. Acta Psychiatr Scand 75: 91–94
Fuller RW, Snoddy HD (1992) Neuroendocrine evidence for antagonism of serotonin and dopamine receptors by olanzapine (LY170053), an antipsychotic drug candidate. Res Commun Chem Pathol Pharmacol 77: 87–93
Gerlach J, Lühdorf K (1975) The effect of L-dopa on young patients with simple schizophrenia, treated with neuroleptic drugs. Psychopharmacologia 44: 105–110
Goff D, Brotman A, Waites M, McCormick S (1990) Trial of fluoxetine added to neuroleptics for treatment-resistant schizophrenic Patients. Am J Psychiatry 147: 492–494
Goldberg S (1985) Negative and deficit symptoms in schizophrenia do respond to neuroleptics. Schizophr Bull 11: 453–456
Gross G, Huber G, Klosterkötter J, Linz M (1986) BSABS – Bonner Skala für die Beurteilung von Basissymptomen. Springer, Berlin Heidelberg New York
Haas S, Beckmann H (1982) Pimozide versus haloperidol in acute schizophrenia. A double blind controlled study. Pharmacopsychiatry 15: 70–74
Herith AJ (1992) The dopamine hypothesis and neurophysiologic concepts in schizophrenia. Rev Neurosci 3: 207–216
Honigfeld G, Klett C (1965) The nurse's observation scale for inpatient evaluation. A new scale for measuring improvement in chronic schizophrenia. J Clin Psychol 21: 65–76
Huber G (1987) 13 Langzeituntersuchungen bei Schizophrenen. In: Kaschka W. Joraschky P. Lungershausen E (Hrsg) Die Schizophrenien, III. Tropon-Symposium. Springer, Berlin Heidelberg New York
Iager A, Kirch D, Wyatt R (1985) A negative symptom rating scale. Psychiatr Res 16: 27–36
Janssen P, Niemegeers C, Awouters F, Schellekens K, Megens A, Meert T (1988) Pharmacology of risperidone (R 65 766), a new antipsychotic with serotonin-S2 and dopamine-D2 antagonistic properties. J Pharmacol Exp Ther 244: 685–693
Johnstone EC, Frith CD, Crow TJ, Carney MWP, Price JS (1978) Mechanism of the antipsychotic effect in the treatment of acute schizophrenia. Lancet I: 848–851
Kane J (1989) The current status of neuroleptic therapy. J Clin Psychiatry 50: 322–328
Kane J, Mayerhoff D (1989) Do negative symptoms respond to pharmacological treatment. Br J Psychiatry 155 (Suppl 7): 115–118
Kane J, Honigfeld G, Singer J, Meltzer H (1988) Clozapine for the treatment-resistant schizophrenic. A double-blind comparison with chlorpromazine. Arch Gen Psychiatry 45: 789–796

Kay DR, Opler LA, Lindenmayer JP (1988) Reliability and validity of the Positive and Negative Syndrome Scale for schizophrenics. Psychiatr Res 23: 99–110

Kay SR, Opler LA (1987) the positive-negative dimension in schizophrenia: its validity and significance. Psychiatr Dev 2: 79–103

Kay SR, Fiszbein A, Lindenmeyer J, Opler LA (1986) Positive and negative syndromes in schizophrenia as a function of chronicity. Acta Psychiatr Scand 74: 507–518

Kay SR, Fiszbein A, Opler LA (1987) The positive and negative syndrome scale (PANSS) for schizophrenia. Schizophr Bull 13: 261–276

Klages U, Hippius H, Müller-Spahn F (1993) Atypische Neuroleptika, Pharmakologie und klinische Bedeutung. Fortschr Neurol Psychiat 61: 390–398

Kornhuber J, Beckmann H, Riederer P (1990) Das dopaminerg-glutamaterge Gleichgewicht unter dem Aspekt von schizophrener Plus- und Minussymptomatik. In: Möller HJ, Pelzer E (Hrsg) Neuere Ansätze zur Diagnostik und Therapie schizophrener Minussymptomatik. Springer, Berlin Heidelberg New York, S 119–126

Kraepelin E (1913) Psychiatrie. Ein Lehrbuch für Studierende und Ärzte, 8. Aufl. Barth, Leipzig

Kulhara P, Avashti A, Chedda R, Chandiramani K. Mattoo SK, Kota SK, Joseph S (1989) Negative and depressive symptom in schizophrenia. Br J Psychitry 154: 207–211

Levi-Minzi S, Bermanzohn PC and Siris SG (1991) Bromocriptine for „negative schizophrenia". Comprehensive Psychiatry 32: 210–216

Lewine R, Fogg L, Meltzer H (1983) Assessment of negative and positive symptoms in schizophrenia.Schizopr Bull 9: 268–376

Leysen JE, Gommeren W, Eens A, De Chaffoy De Courcelles D, Stoof JC, Janssen PAJ (1988) The biochemical profile of risperidone, a new antipsychotic. J Pharmacol Exp Ther 247: 661–670

Markstein R (1993) Bedeutung neuer Dopaminrezeptoren für die Wirkung von Clozapin. In: Naber D, Müller-Spahn F (Hrsg) Clozapin, Pharmakologie und Klinik eines atypischen Neuroleptikums. Neuere Aspekte in der klinischen Praxis. Springer, Berlin Heidelberg New York, S 5–15

Mayer-Gross W (1920) Über die Stellungnahme zur abgelaufenen akuten Psychose. Eine Studie über verständliche Zusammenhänge in der Schizophrenie. Z Gesamte Neurol Psychiatr 60: 160–212

McKenna PJ, Lund LE, Mortimer AM (1989) Negative symptoms: relationship to other schizophrenic symptomclasses. Br J Psychiatry 155 (Suppl 7): 104–107

Meltzer H (1991) The mechanism of action of novel antipsychotic drugs. Schizophr Bull 17: 263–287

Meltzer HY, Zureick J (1989) Negative symptoms in schizophrenia: a target for new drug development. In: Dahl SG, Gram LF (eds) Clinical pharmacology in psychiatry. Springer, Berlin Heidelberg New York, S 68–77

Mizuki Y, Kajimura N. Imai T, Suetsugi M, Kai S, Kaneyuki H, Yamada M (1991) Effects of mianserin on negative symptoms in schizophrenia. Intern Clin Psychopharmacol 5: 83–95

Möller HJ und von Zerssen D (1982) Depressive states occuring during the neuroleptic treatment of schizophrenia. Schizophr Bull 8/1: 109–117

Moore NA, Tye NC, Axton MS, Risius FC (1992) The behavioural pharmacology of olanzapine: a novel „atypical" antipsychotic agent. J Pharmacol Ecp Ther 262: 545–551

Müller-Spahn F, Botschev C, Dieterle D (1990) Efficacy and tolerability of Risperidone, a serotonine S2 and dopamine D2 receptor antagonist, in the treatment of chronic schizophrenic patients. 17th Congress of CINP, Kyoto

Müller-Spahn F, Modell S, Thomma M (1992) Neue Aspekte in der Diagnostik, Pathogenese und Therapie schizophrener Minussymptomatik. Nervenarzt 63: 383–400

Mundt C, Kasper S (1987) Zur Schizophreniespezifität von negativen und Basissymptomen. Nervenarzt 58: 489–495

Mundt C, Fiedler P, Pracht B, Rettig R (1985) InSka (Intentionalitätsskala). Ein neues psychopathometrisches Instrument zur quantitativen Erfassung der schizophrenen Residualsymptomatik. Nervenarzt 56: 146–149

Naber D, Holzbach R, Perro C, Hippius H (1992) Clinical management of clozapine patients in relation to efficacy and side effects. J Psychiatry 160 (Suppl 17): 54–59

Nestadt G, McHugh P (1985) The frequency and specifity of some negative symptoms. In: Huber G (Hrsg) Basistadien endogener Psychosen und das Borderlineproblem. Schattauer, Stuttgart

Niemegeers C (1988) Pharmakologie und Biochemie niedrig dosierter Neuroleptika. In: Hippius H, Laakmann G (Hrsg) Therapie mit Neuroleptika-Niedrigdosierung. Perimed, Erlangen, S 10–18

Opler LA, Kay SR, Fiszbein A (1987) Positive and negative syndromes in schizophrenia: Typological, dimensional, and pharmacological validation. In: Harvey PD, Walker E (Hrsg) Positive and negative symtoms in psychosis: description, research, and future directions. Hillside NJ, Erlbaum, S 124–154

Overall JE, Gorham D (1962) The brief psychiatric rating scale. Psychol Rep 10: 799–812

Peralta V, de Leon J, Cuesta MJ (1992) Are there more than two syndromes in schizophrenia? A critique of the positive-negative dichotomy. Br J Psychiatry 161: 335–343

Prosser ES, Csernansky JG, Kaplan J, Thiemann S, Becker TJ, Hollister LE (1987) Depression, Parkinsonian symptoms, and negative symptoms in schizophrenics treated with neuroleptics. J Nerv Ment Dis 175: 100–105

Reyntjens A, Golders Y, Hoppenbrouwers M, van den Bussche G (1986) Thymostenic effects of ritanserin (R 55667), a centrally acting serotonine S-2-receptor blocker. Drug Dev Res 8: 205–211

Seeman P (1992) Dopamine receptor sequences: Therapeutic levels of neuroleptics occupy D-2 receptors, clozapine occupies D-4. Neuropsychopharmacology 7: 261–284

Serban G, Seymour S, Gaffney M (1992) Response of negative symptoms of schizophrenia to neuroleptic treatment. J Clin Psychiatry 53: 229–234

Silver H, Nassar A (1992) Fluvoxamine improves negative symptoms in treated chronic schizophrenia: an add-on double-blind, placebo-controlled study. Biol Psychiatry 31: 698–704

Siris S, Adan F, Cohen M, Mandeli J, Aronson A, Casey E (1988) Postpsychotic depression and negative symptoms: an investigation of syndromal overlap. Am J Psychiatry 145: 1532–1537

Siris S, Mason S, Bermanzohn P, Alvir M, McCorry T (1990) Adjunctive imipramine maintenance in postpsychotic depression/Negative symptoms. Psychopharmacol Bull 26: 91–94

Siris SG, Bermanzohn PC, Gonzales A, Mason SE, White CVm Shuwall MA (1991) The use of antidepressants for negative symptoms in a subset of schizophrenic patients. Psychopharmacol Bull 27/3: 331–335

Strauß J, Carpenter W, Bartko J (1974) The diagnosis and understanding of schizophrenia: Part II. Speculations on the processes that underlie schizophrenic symptoms and signs.Schizophr Bull 11: 61–76

Tandon R, Greden J (1989) Cholinergic hyperactivity and negative schizophrenic symptoms. Arch Gen Psychiatry 46: 745–752

Tandon R, Greden J, Silk K (1988) Treatment of negative schizophrenic symptoms with trihexyphenidyl. J Clin Psychopharmacol 8: 212–215

Tandon R, Mann N. Eisner W, Coppard N (1990) Effect of anticholinergic medication on positive and negative symptoms in medication-free schizophrenic patients. Psychiatr Res 31: 235–241

Tandon R, Shipley J, Greden J, Mann N, Eisner W, Goodson J (1991) Muscarinic cholinergic hyperactivity in schizophrenia. Schizophr Res 4: 23–30

Tegeler J (1990) Empirische Befunde zum Einsatz von Antidepressiva zur Therapie von Minussymptomen. In: Möller HJ, Pelzer E (Hrsg) Neuere Ansätze zur Diagnostik und Therapie schizophrener Minussymptomatik.Springer, Berlin Heidelberg New York, S 241–252

Uhr S, Jackson K, Berger P, Csernansky J (1988) Effects of verapamil administration on negative symptoms of chronic schizophrenia. Psychiatr Res 23: 351–352

Van Kammen D, Peters J, Yao J, van Kammen W, Neylan T, Shaw D, Linnoila M (1990) Norepinephrine in acute exacerbations of chronic schizophrenia. Arch Gen Psychiatry 47: 161–168

Waddington J, Yousseff H, Dolphin C, Kinsella A (1987) Cognitive dysfunction, negative symptoms, and tardive dyskinesia in schizophrenia. Their association in relation to topography of involuntary movements and criterion of their abnormality. Arch Gen Psychiatry 44: 907–912

Weinberger DR, Bigelow LB, Kleinman JE (1980) Cerebral ventricular enlargement and poor response to treatment. Arch Gen Psychiatry 37: 11–13

Wiesel F, Alfredsson G, Bjerkenstedt L, Härnryd C, Oxenstierna G, Sedvall G (1985) Dogmatil in der Behandlung der Minussymptomatik bei schizophrenen Patienten. Semin Hop Paris 61: 1317–1321

Wilson L, Roberts R, Gerber C (1982) Pimozide vs chlorpromazine in chronic schizophrenia: a 52 week double-blind study of maintenance therapy. J Clin Psychiatry 43: 62–65

Wing J, Brown G (1961) Social treatment of chronic schizophrenia: a comparative survey of three mental hospitals. J Ment Sci 107: 847–861

Wing J (1989) The concept of negative symptoms. Br J Psychiatry 155 (Suppl 7): 10–14

Wing JK, Brown GB (1970) Institutionalism and schizophrenia. Oxford Univ Press, Oxford

Woggon B, Angst J (1976) Einzelne Aspekte der Behandlung mit Depotneuroleptika. In: Huber G (Hrsg) Therapie, Rehabilitation und Prävention schizophrener Erkrankungen. 3. Weissenauer Schizophreniesymposium. Schattauer, Stuttgart New York, S 191–200

Xamagami S, Socjima K (1989) Effect of maprotiline combined with conventional neuroleptics against negative symptoms of chronic schizophrenia. Drugs Exp Clin Res XV: 171–176

Schizophrene negative Symptomatik: Therapieergebnisse mit Clozapin

A. Marneros

Wahn, Halluzinationen und psychotische Ich-Erlebnisstörungen sind imponierende Phänomene. Laie und Fachmann sind davon beeindruckt. Es ist uns allen bekannt, daß solche Phänomene die Diagnose einer Psychose im allgemeinen sichern und die Diagnose einer schizophrenen Psychose sehr wahrscheinlich machen, v. a., wenn diese in einer bestimmten Konstellation oder in einer bestimmten Form vorhanden sind. Ihr Auftreten bricht die Sinnkontinuität des Lebens und des Erlebens eines Menschen. Sie können das Tun und Lassen determinieren, sie können Selbstdestruktion diktieren, aber auch Fremdgefährdung verursachen.

Sie sind aber trotz alledem in der Regel reversibel und pharmakologisch beeinflußbar (Marneros u. Andreasen 1992; Möller 1991; Meltzer 1991). Gewiß besteht nicht immer gute Therapieresonanz. Auch produktive psychotische Phänomene, sogenannte Plussymptome oder ,,positive Symptome", können persistent und resistent sein. Die diesbezüglichen Zahlen sind uns bekannt, ihre Variationen ebenfalls. Die Abhängigkeit entsprechender Befunde vom Zeitpunkt der Untersuchung, von der Dauer der Erkrankung und von der Definition der Begriffe ,,Resistenz" und ,,Persistenz" ist uns auch bekannt.

Bei der Anwendung von engen Kriterien zur Definition von schizophrenen Psychosen, wie etwa von DSM-III-R-Kriterien (APA, 1987), findet man nach einem langjährigen Verlauf von schizophrenen Erkrankungen (etwa über 25 Jahre) bezüglich Persistenz von Symptomen, was in diesem Fall im großen und ganzen auch Therapieresistenz bedeutet, daß nur 7 % der Patienten persistierende Plussymptome haben (oder wenn man will positive oder produktive Symptome; Marneros et al. 1991). Aber über die Hälfte haben ein persistierendes reines Minussyndrom und fast ein Drittel der Patienten ein gemischtes Syndrom von positiven und negativen Symptomen (s. Übersicht).

Persistierende Alterationen bei schizophrenen Psychosen (Dauer ≥ 5 Jahre) (n = 148)	
– nur ,,Plussymptome"	7 %,
– nur ,,Minussymptome"	52 %,
– ,,Minus-" und ,,Plussymptome"	35 %.

Aber auch die breit definierenden Studien, wie etwa die klassischen deutschsprachigen Studien von M. Bleuler (1972), von Ciompi u. Müller (1976) und von Huber, Gross u. Schüttler (1979) zeigen, daß die Residualsymptome, die nur durch Plussymptome gekennzeichnet sind, auch in den breit definierten Populationen selten sind.

So etwa fanden Huber et al. (1979) heraus, daß nur 4 % ihrer Patienten eine sog. „chronische reine Psychose" hatten eine Bezeichnung, die auch zu der Kategorie „nur Plussymptome" passen könnte. Die Diskrepanz zwischen den Zahlen von Huber und unseren Zahlen beruht auf den Definitionen. In den von Huber et al. untersuchten Population sind nämlich auch schizoaffektive, zykloide und andere Psychosen als Schizophrenie bezeichnet worden (was nach heutigen Kriterien nicht mehr möglich ist).

Auf jeden Fall zeigen alle diese Studien, daß Persistenz und Resistenz zwar beide Symptomgruppen betreffen, positive und negative, Plus- und Minus-, produktive und aproduktive Symptome, aber in erster Linie die Minussymptome (s. auch Übersichten in Marneros, Andreasen u. Tsuang 1991 sowie Marneros, Deister u. Rohde 1991b).

Nicht nur wir bringen Eulen nach Athen, wenn wir hier die Erfahrung des Klinikers wiederholen, daß bei der Remission der akuten schizophrenen Episoden zuerst die positiven Symptome und dann die negativen Symptome remittieren, sondern Eulen nach Athen bringen auch alle pharmakologischen Studien, die eben diese klinische Weisheit – und das ist gut so – auch operational dokumentiert haben. Es darf also als ein gesichertes Faktum gelten, daß negative Symptome bzw. Minussymptome therapieresistenter sind als die positiven Symptome. Warum dies so ist, darüber haben sich viele Gedanken gemacht.

Gründe für die Therapieresistenz negativer Symptome

Es gibt inzwischen in der klinischen Psychologie, in der experimentellen Psychologie und in den Bereichen der theoretischen Psychopathologie, aber auch in den Bereichen der klinischen und empirischen Psychopathologie, eine große Anzahl von Arbeiten, deren Zahl inzwischen einige Tausend erreicht hat, die sich mit diesen Fragen beschäftigen.

Es gibt viele Vermutungen und Hypothesen in der Literatur, die zu erklären versuchen, warum negative Symptome therapieresistenter als die positiven Symptome sind. Wir versuchen eine stichwortartige Benennung einiger möglicherweise damit zusammenhängender Faktoren. Einige dieser Faktoren können als *primäre oder autochthone* Faktoren benannt werden, einige andere als *sekundäre oder artifizielle* Faktoren.

Als primäre oder autochthone Faktoren, die zu einer Persistenz und Resistenz von negativen Symptomen angenommen werden können, dürfen folgende genannt werden:

1) Negative Symptome sind „substratnahe" und „Kernmanifestationen" der Erkrankung (Jackson 1987; Ey 1962);
2) sie sind „Grundsymptome" (Bleuler 1972) oder „Basissymptome" (Huber 1983);
3) häufigere Korrelation mit Strukturveränderungen des Gehirns (Crow 1980, 1985);
4) stärkere genetische Determinierung (McGuffin et al. 1991; Tsuang et al. 1991);
5) Frühmanifestation (Häfner u. Maurer 1991; Huber et al. 1979; Marneros et al. 1991b,c; Deister et al. 1991);
6) lange Latenz (Huber et al. 1979, Marneros et al. 1991b,c);
7) Inhomogenität (unterschiedliche pathogenetische Mechanismen für die verschiedenen Formen negativer Symptome?).

Als *sekundäre bzw. artifizielle* Gründe, die zu einer Therapieresistenz beitragen können oder auch eine Therapieresistenz vortäuschen können, dürfen folgende Faktoren genannt werden:

1) Es können sekundäre Phänomene sein, verursacht durch interferierende Faktoren wie etwa durch extrapyramidale Nebenwirkungen, Akinese, andere pharmakogene Wirkungen (Carpenter et al. 1991).
2) Psychodynamisch determinierte Reaktionen im Sinne der Abwehr und der psychomotorischen Ökonomie (Mundt 1991);
3) Unspezifität (Mundt u. Kasper 1990);
4) ungenaue Definition (Marneros, Andreasen u. Tsuang 1991);
5) schwere Operationalisierbarkeit (Lewine 1991);
6) Erfassung durch insuffiziente Instrumente (Stieglitz 1991);
7) Globalität und schlechte Qualität von Pharmakastudien.

Beeinflußbarkeit negativer Symptome durch Clozapin

Trotz alledem sind doch Minussymptome oder negative Symptome beeinflußbar, wie schon am Anfang gesagt worden ist, auch von sogenannten „typischen Neuroleptika". Aber eben nicht suffizient genug, nicht ausreichend und nicht das Gesamtspektrum negativer Symptome umfassend (Möller 1991). Es ist die Frage, ob sogenannte „atypische Neuroleptika", v. a. das paradigmatische atypische Neuroleptikum „Clozapin", wirksamer sind bei der Behandlung von negativen Symptomen als die sogenannten „typischen Neuroleptika". Die Studien von Kane et al. 1988, von Meltzer et al. 1991 und die jüngste Arbeit aus der Gruppe von Carpenter (Breier et al. 1994) belegen diese Annahme.

Nachdem in Europa die klinischen Studien bezüglich der Wirksamkeit von Clozapin aus den wohl bekannten Gründen entweder erheblich abgeflacht oder sogar völlig eingestellt waren, gewannen die amerikanischen Studien an Bedeutung, die nach der Mitte der 80er Jahre publiziert wurden und große Populationen berücksichtigen. Betrachtet man eine der ersten diesbezüglichen amerikanischen Studien, nämlich die von Claghorn et al. aus dem Jahr 1987, die 150 nicht chronisch hospitalisierte schizophrene Patienten berücksichtigt und Clozapin mit Chlorpromazin vergleicht, erkennt man, daß unter Clozapin der Bereich Anergie/Zurückgezogenheit auf der BPRS-Skala am intensivsten positiv beeinflußt wird sowie die Verbesserung der sozialen Funktionen.

Die Studie von Claghorn et al. ist ein klassisches Paradigma dafür, daß Clozapin zu einer besseren Lebensqualität führen kann durch Beeinflussung auch von sekundären negativen Symptomen: Die Patienten nämlich, die in diese Studie eingeschlossen waren, hatten alle entweder eine tardive Dyskinesie oder andere mittelschwere oder schwere extrapyramidale Erscheinungen, die durch Clozapin entweder gebessert oder sogar aufgehoben wurden.

Die große Studie von Kane et al. (1988) berücksichtigte nur therapieresistente Patienten, insgesamt 305, die als Nonresponder gegenüber mindestens drei Neuroleptika von zwei verschiedenen Klassen definiert wurden. Clozapin erwies sich Haloperidol und Chlorpromazin überlegen, sowohl bei der Beeinflussung von positiven Symptomen als auch von negativen Symptomen, v. a. im Bereich der Anergie/Zurückgezogenheit sowie im Bereich sozialer Funktionen.

Als paradigmatisch und auch als Anstoß für weitere Gedanken möchten wir einige Untersuchungen von Meltzer (1991) darstellen (Tabelle 1).

Die untersuchte Population wurde nach ähnlichen Kriterien wie den von Kane angewendeten rekrutiert, der Grad der Behinderung und der Schwere der Erkrankung war sehr ähnlich. Zuerst sehen wir, daß sich die positiven Symptome deut-

Tabelle 1. Effekt von Clozapin und anderen atypischen antipsychotischen Medikamenten; hier: Behandlungseffekte nach Clozapingabe gemäß BPRS: gesamte, positive und negative Symptome. (Nach Meltzer 1991)

Zeitraum	n	Gesamt-Symptome	Positive Symptome	Negative Symptome
Baseline	70	54,4 ± 10,8	16,2 ± 5,5	10,1 ± 4,4
6 Wochen	56	44,1 ± 11,8***	12,3 ± 5,1***	9,6 ± 4,0
3 Monate	50	39,5 ± 11,1***	11,6 ± 5,1***	8,8 ± 3,8*
6 Monate	45	40,2 ± 11,9***	11,9 ± 4,9***	8,4 ± 3,5*
9 Monate	40	40,2 ± 10,2***	11,6 ± 5,4***	8,8 ± 3,4**
12 Monate	39	37,1 ± 9,8***	10,3 ± 4,9***	8,2 ± 3,2**

(* $p < 0.02$; ** $p < 0.01$; *** $p < 0.0001$)

licher gebessert haben gegenüber den negativen Symptomen, aber wir sehen, daß sich die negative Symptomatik nach der globalen BPRS (Brief Psychiatric Rating Scale) langsamer und schwächer besserte (Tabelle 2).

Dieselbe Population wurde dann bezüglich der negativen Symptome differenzierter betrachtet durch die Anwendung von SANS (Scale for the Assessment of Negative Symptoms).

Man erkennt dabei eine selektive Veränderung der negativen Symptome. Zum Beispiel die Alogie verbesserte sich zu allen untersuchten Zeitpunkten signifikant, die Anhedonie dagegen weniger und nur bis zu einem bestimmten Zeitpunkt. Die Konzentrationsstörungen erreichten eine signifikante Besserung erst nach 6 Monaten und die Affektabflachung hatte nur eine Tendenz zur Besserung, und zwar in relativ späteren Zeiträumen. Das Symptom Apathie dagegen änderte sich überhaupt nicht.

Es gibt auch andere Untersuchungen, die wir hier nicht zu erwähnen brauchen, die genau diese Selektivität der pharmakologischen Wirkung von Clozapin demonstrieren und gleichzeitig die Hypothese untermauern, daß wir es bei den negativen Symptomen mit einer inhomogenen Gruppe von psychischen Störungen zu tun haben.

Die erwähnten Untersuchungen basieren vorwiegend auf chronischen oder therapieresistenten Patienten. Es scheint, daß bei akut hospitalisierten Patienten die Wirkung von Clozapin auf negative Symptome etwas deutlicher ist. Es gibt Untersuchungen, die das belegen, etwa aus der Gruppe von Carpenter (Breier et al. 1994).

Wir dürfen Ihnen hier einige unserer Befunde demonstrieren, obwohl es sich hierbei um kurzfristig hospitalisierte Patienten handelt. Das Selektionskriterium war einmal eine eng definierte Schizophrenie und zum zweiten entweder Resistenz, zumindestens zu einem typischen Neuroleptikum, oder relevante extrapyramidale Nebenwirkungen (Abb. 1).

Tabelle 2. SANS-Subskala: Ergebnisse nach Behandlung mit Clozapin. (Nach Meltzer 1991)

Zeitraum	Alogie	Anhedonie	Beeinträchtigung der Aufmerksamkeit	Affektverflachung	Apathie
Baseline	2,5 ± 1,5	3,4 ± 1,0	2,1 ± 1,7	2,9 ± 1,0	3,3 ± 1,2
6 Wochen	1,8 ± 1,4**	2,6 ± 1,3**	1,6 ± 1,5	2,5 ± 1,3	2,8 ± 1,2
6 Monate	1,4 ± 1,2***	2,2 ± 1,4**	1,1 ± 1,2***	2,2 ± 1,2•	2,9 ± 1,3
12 Monate	1,1 ± 1,3***	2,7 ± 1,2	1,3 ± 1,3*	2,4 ± 1,1•	2,9 ± 1,4

• $p < 0.10$; * $p < 0.05$; ** $p < 0.01$; *** $p < 0.001$ verglichen mit Baseline.

Es findet sich, wie Abb. 1 zeigt, eine sowohl auf der BPRS wie auf der SANS signifikante Besserung zwischen Beginn und Ende der Episode, was natürlich nicht verwunderlich ist, weil die Untersuchungszeitpukte innerhalb der Episode nicht von vornherein festgelegt waren, sondern die Episode wurde so definiert, daß sie mit einer signifikanten Besserung der Symptome endete.

Interessant scheinen uns auch die Besserung der Depressivität, hier auf der Hamilton-Skala erfaßt (Abb. 1) und die Tatsache, daß in der akuten Episode fast alle negativen Symptome positiv beeinflußt werden können. Diese Tabelle zeigte auch die Grenze der Therapie in dem Sinne, daß die gezeigten statistischen Mittel demonstrieren, daß es sich hierbei um eine Besserung, aber nicht um eine Symptomfreiheit handelt. Die jüngst erschienene Untersuchung von der Gruppe Carpenters (Breier et al. 1994) demonstriert ebenfalls die Überlegenheit der Wirkung von Clozapin in Bezug auf die positiven Symptome. Negative Symptome werden zwar auch beeinflußt, aber eben schwächer. Es wird auch eine Superiorität im Vergleich zu Haloperidol belegt, ein Befund, der schon früher aus anderen Zentren berichtet worden ist, etwa von Düsseldorf (Klieser u. Schönell 1990).

Ein anderer Aspekt, der wichtig erscheint, ist – was einige Untersuchungen zeigen –, daß negative Symptome am ehesten dann von Clozapin beeinflußbar sind, wenn sie gleichzeitig mit positiven Symptomen auftreten. So etwa die Meinung der Gruppe um Kane (Safferman et al. 1991).

Meltzer vermutet dagegen, daß eine positive Wirkung von Clozapin auf negative Symptome unabhängig ist von der Existenz positiver Symptome. Dieser Aspekt muß jedoch weiter untersucht werden.

Nicht alle Untersuchungen zeigten eine Überlegenheit von Clozapin gegenüber klassischen Neuroleptika bezüglich der Beeinflussung der Minussymptomatik, so etwa eine Züricher Arbeit aus dem Jahre 1988 von Angst et al. Aber wie die

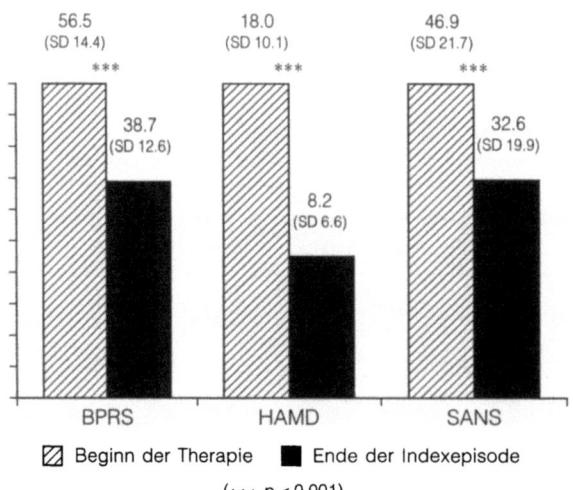

Abb. 1. Befundbesserung unter Clozapin-Therapie (n = 36)

Autoren selbstkritisch bemerken, war die verwendete NANDP-Liste noch durch methodologische Mängel gekennzeichnet. Die Summierung der Gesamtliteratur gibt jedoch Hinweise, daß sowohl bei akuten schizophrenen Episoden als auch bei chronisch verlaufenden bzw. therapieresistenten Schizophrenien (gegenüber anderen klassischen Neuroleptika) Clozapin das Pharmakon ist, das am ehesten auf die Minussymptomatik bzw. negative Symptomatik die größere Wirkung hat. Dies gilt auch für die Arbeit von Remschmidt et al. (1992), die dies auch für die Psychosen der Kindheit und der Adoleszenz zeigt.

Wie Clozapin wirkt, wissen wir kaum. Wir dürfen jedoch annehmen, daß es mindestens 2 Gruppen von Mechanismen gibt, einmal eine indirekte sekundäre Wirkung durch die Besserung morbogener und pharmakogener Erscheinungen, wie etwa extrapyramidale Nebenwirkungen, Akinese, Depression und ähnliches, bzw. durch die Nichtentstehung von solchen pharmakogenen unerwünschten Erscheinungen.

Die zweite Gruppe von Mechanismen, die in einem Zusammenhang mit der positiven Beeinflussung von Minussymptomen stehen, scheint im pharmakologischen Wirkprofil von Clozapin zu liegen, nämlich mit seinen serotoninantagonistischen Wirkungen. Es gibt die noch zu belegende Vermutung, daß Serotonin in irgendeinem Zusammenhang mit der Entstehung von Minussymptomen steht (Müller-Spahn 1990, Gelders 1990).

Epilog

Liest man Arbeiten, die die Initialepoche von Clozapin betreffen, dann findet man immer wieder Sätze, die sinngemäß so lauten: ,,Wir wissen wenig über die Wirkungsmechanismen von Clozapin." Liest man Arbeiten aus der Renaissance-Periode von Clozapin Ende der 80er Jahre, so etwa die Arbeit von Lindström aus dem Jahr 1988, der einen 13jährigen Verlauf von Clozapinpatienten studierte, findet man wieder Sätze, wie: ,,Wir wissen wenig über die Wirkung von Clozapin auf die negativen Symptome."

Liest man Arbeiten aus der Zeit des amerikanischen Clozapinbooms Anfang der 90er Jahre, etwa der Gruppe von Safferman (1991), von Lieberman (1991) und von Kane (1988), dann findet man als Schlußfolgerung die Formulierung, daß die Frage, ob Clozapin tatsächlich eine Wirkung auf negative Symptome hat, noch beantwortet werden muß. Und liest man Arbeiten, die vor einigen Tagen publiziert worden sind, wie etwa die Arbeit der Gruppe um Carpenter (Breier et al. 1994) findet man Formulierungen, wie etwa ,,Clozapin wirkt auf eine Minussymptomatik, aber auf welche?" Vorwiegend auf eine sekundäre oder vorwiegend auf eine primäre negative Symptomatik?

Erfreulich bleibt nur die Tatsache, daß es wirkt. Wünschenswert ist, daß Clozapin eine noch stärkere und noch intensivere Wirkung auf alle Formen von negativen Symptomen hätte. Aber die Tatsache, daß bestimmte Bereiche negativer Symptomatik, die eine zusätzliche limitierende Wirkung auf das Leben unserer schizophrenen Patienten haben (die sowieso so viele Limitierungen ertragen müssen), positiv beeinflußt werden können, ist doch ein erfreulicher Aspekt.

Literatur

APA /American Psychiatric Association (1987) Diagnostic and Statistical Manual of Mental Disorders (3rd edition – revised) American Psychiatric Press, Washington

Angst J, Stassen HH, Woggon B (1988) Effect of neuroleptics on positive and negative symptoms of the deficit state. Clozapine Scientific Update Meeting Montreux 1988

Bleuler M (1972) Die schizophrenen Geistesstörungen im Lichte langjähriger Kranken- und Familiengeschichten. Springer, Berlin Heidelberg New York

Breier A, Buchanan RW, Kirkpatrick B, Davis OR, Irish D, Summerfelt A, Carpenter WT Jr (1994) Effects of Clozapine on positive and negative Symptoms in outpatiens with schizophrenia. Am J Psychiatry 1:20-26

Carpenter Wt, Buchanan RW, Kirkpatrick B, Thaker G, Tamminga C (1991) Negative symptoms: a critique of current approaches. In: Marneros A, Andreasen NC, Tsuang MT (eds) Negative versus positive schizophrenia. Springer, Berlin Heidelberg New York Tokyo

Ciompi L, Müller C (1976) Lebensweg und Alter der Schizophrenen. eine katamnestische Landzeitstudie bis ins Senium. Springer, Berlin Heidelberg New York

Claghorn J, Honigfeld G, Abuzzahab PS, Wang R, Steinbook R, Tuason V, Klerman G (1987) The risks and benefits of clozapine versus chlorpromazine. J Clin Psychopharmacol 7:377-384

Crow TJ (1980) Positive and negative Schizophrenic symptoms and the role of dopamine. Br J Psychiatry 137:383-386

Crow TJ (1985) The two syndrome concept: origins and current status. Schizophr Bull 11:471-486

Deister A, Marneros A, Rohde A (1991) Long-term outcome of patients with a positive initial episode versus positive Schizophrenia. Springer, Berlin Heidelberg New York Tokyo

Ey H (1962) Hughlings Jackson's principles and the organo-dynamic concept of psychiatry. Psychiatry 118:673-682

Ey H (1952) Une théorie mécaniste. La doctrine de G. de Clérambault. Études Psychiatriques, vol 1. Desclée de Brouwer, Paris pp 83-102

Gelders YG (1990) Die Bedeutung des 5-HT$_2$-Rezeptor-Antagonismus für die Behandlung der Schizophrenie, unter spezieller Berücksichtigung der Minussymptomatik. In: Möller HJ, Pelzer E (Hrsg) Neuere Ansätze zur Diagnostik und Therapie schizophrener Minussymptomatik. Springer, Berlin Heidelberg New York Tokyo

Häfner H, Maurer K (1991) Are there two types of schizophrenia? True anset and sequence of positive and negative syndromes prior to first admission. In: Marneros A, Andreasen NC, Tsuang MT (eds) Negative versus positive Schizophrenia. Springer, Berlin Heidelberg New York Tokyo

Huber G (1983) Das Konzept substratnaher Basissymptome und seine Bedeutung für Theorie und Therapie schizophrener Erkrankungen. Nervenarzt 54:23-32

Huber G, Gross G, Schüttler R (1979) Schizophrenie. Eine verlaufs- und sozialpsychiatrische Langzeitstudie. Springer, Berlin Heidelberg New York Tokyo

Jackson JH (1987) Remarks on evolution and dissolution of the nervous system: J Ment Sci 33:25-48

Kane J, Honigfeld G, Singer J et al. (1988) Clozapine for the treatment-resistant schizophrenic: a double-blind comparison versus chlorpromazine/benztropine. Arch Gen Psychiatry 48:789-796

Klieser E, Schönell H (1990) Klinisch-pharmakologische Studien zur Behandlung schizophrener Minussymptomatik. In: Möller HJ, Pelzer E (Hrsg) Neuere Ansätze zur Diagnostik und Therapie schizophrener Minussymptomatik. Springer, Berlin Heidelberg New York Tokyo

Lewine RJ (1991) Anhedonia and the amotivational state of schizophrenia. In: Marneros A, Andreasen NC, Tsuang MT (eds) Negative vs. positive schizophrenia. Springer, Berlin Heidelberg New York Tokyo

Lieberman JA, Jody D, Alvir JMJ, Borenstein M, Mayerhoff DI (1991) Negative symptoms in schizophrenia: relationship to positive symptoms and outcome. In: Marneros A, Andreasen

NC, Tsuang MT (eds) Negative vs. positive schizophrenia. Springer, Berlin Heidelberg New York Tokyo
Lindström LH (1988) The effect of longterm treatment with clozapine in Schizophrenia: A retrospective Study in 96 patients treatment with clozapine for up to 13 years. Acta Psychiatr Scand 77:524-529
Marneros A (1984) The pathognomonic value of K. Schneider's first rank symptoms in schizophrenia. Psychiatr Fenn 15:99-105
Marneros A, Andreasen NC (1991) Positive and negative symptomatology: the state of affairs. In: Marneros A, Andreasen NC, Tsuang MT (eds) Negative versus positive schizophrenia. Springer, Berlin Heidelberg New York Tokyo
Marneros A, Andreasen NC (1992) Positive und negative Symptomatik der Schizophrenie. Nervenarzt 63:262-270
Marneros A, Andreasen NC, Tsuang MT (eds) (1991a) Negative versus positive schizophrenia. Springer, Berlin Heidelberg New York Tokyo
Marneros A, Deister A, Rohde A (1991b) Affektive, schizoaffektive und schizophrene Psychosen. Eine vergleichende Langzeitstudie. Springer, Berlin Heidelberg New York Tokyo
Marneros A, Deister A, Rohde A (1991c) Long-term investigations in stability of negative/positive distinction. In: Marneros A, Andreasen NC, Tsuang NC (eds) Negative versus positive schizophrenia. Springer, Berlin Heidelberg New York Tokyo
Moguffin P, Harvey J, Williams M (1991) The negative/positive dichotomy: does it makes sense from the perspective of the genetic researcher? In: Marneros A, Andreasen NC, Tsuang MT (eds) Negative versus positive schizophrenia. Springer, Berlin Heidelberg New York Tokyo
Meltzer HY et al. (1991) The effect of clozapine and other atypical antipsychotic drugs on negative symptoms. In: Marneros A, Anderasen NC, Tsuang MT (eds) Negative versus positive schizophrenia. Springer, Berlin Heidelberg New York Tokyo
Möller HJ (1991) Typical neuroleptics in the treatment of positive and negative symptoms. In: Marneros A, Andreasen NC, Tsuang MT (eds) Negative versus positive schizophrenia. Springer, Berlin Heidelberg New York Tokyo
Mundt C (1991) Constituting reality – its decline and repair in the long-term course of schizophrenic psychoses. In: Marneros A, Andreasen NC, Tsuang MT (eds) Negative versus positive schizophrenia. Springer, Berlin Heidelberg New York Tokyo
Mundt C, Kasper S (1990) Skalen zur Erfassung schizophrener Minussymptomatik im Vergleich. Lassen sich primäre und sekundäre Minussymptome differenzieren. In: Möller HJ, Pelzer E (Hrsg) Neuere Ansätze zur Diagnostik und Therapie schizophrener Minussymptomatik. Springer, Berlin Heidelberg New York Tokyo
Müller-Spahn F (1990) Die Bedeutung von Neuroleptika der neueren Generation in der Therapie schizophrener Patienten mit Minussymptomatik. In: Möller HJ, Pelzer E (Hrsg) Neuere Ansätze zur Diagnostik und Therapie schizophrener Minussymptomatik. Springer, Berlin Heidelberg New York Tokyo
Remschimdt H, Schulz E, Martin M (1992) Die Behandlung schizophrener Psychosen in der Adoleszenz mit Clozapin (Leponex). In: Naber D, Müller-Spahn F (Hrsg). Clozapin Pharmakologie und Klinik eines atypischen Neuroleptikums. Schattauer, Stuttgart New York
Safferman A, Lieberman JA, Kane JM, Szymanski S, Kinon B (1991) Update on the clinical efficacy and side effects of Clozapine. Schizophr Bull 17:247-261
Stieglitz RD (1991) Assessment of negative symptoms: instruments and evaluation criteria. In: Marneros A, Andreasen NC, Tsuang MT (eds) Negative vs. positive schizophrenia. Springer, Berlin Heidelberg New York Tokyo
Tsuang MT, Gilbetson MW, Faraone SV (1991) Genetic transmission of negative and positive symptoms in the biological reactives of schizophrenics. In: Marneros A, Andreasen NC, Tsuang MT (eds) Negative versus positive schizophrenia. Springer, Berlin Heidelberg New York Tokyo

Grundlagen und Strategien neuroleptischer Rezidivprophylaxe – unter besonderer Berücksichtigung der neuroleptischen Intervallbehandlung

W. Gaebel

Die Wirksamkeit der Neuroleptika in der Langzeitbehandlung schizophrener Psychosen ist zweifelsfrei belegt (Davis et al. 1980). Wesentliches Behandlungsziel ist die Rückfallprophylaxe, die sich in ca. 70 % aller Patienten bei *lege artis* durchgeführter Behandlung erreichen läßt. So läßt sich die monatliche Spontanrezidivquote von 10 % (unter Placebo) auf ca. 3 % unter Neuroleptika reduzieren (Davis 1985). Trotz Abnahme des spontanen Rückfallrisikos im Laufe der Zeit bleibt eine signifikante Placebo-Verum-Differenz bestehen (Hogarty u. Ulrich 1977), was eine relativ breite Indikationsstellung zur neuroleptischen Langzeitbehandlung anhand definierter Kriterien begründet (Kissling et al. 1991).

Grundsätzlich hat sich die Langzeitprognose schizophrener Patienten durch die Einführung der neuroleptischen Langzeitbehandlung verbessert. Andererseits sind die Einsatzmöglichkeiten und der Erfolg einer Langzeitbehandlung durch verschiedene Faktoren eingeschränkt. Zum einen gelangen viele Patienten aufgrund unzureichender Compliance, die im ambulanten Bereich auf bis zu 50 % geschätzt wird (Johnson 1984), nicht in den möglichen Wirksamkeitsbereich einer Langzeitbehandlung. Das Auftreten späterer Hyperkinesen in ca. 10–15 % der Fälle einer Langzeitbehandlung stellt besondere Anforderungen an die Risiko-Nutzen-Abwägung einer Behandlung (Gaebel 1993); dies vor allem, da je nach Stichprobe durchschnittlich 20–30 % der Patienten Non- oder Partial-Responder auf eine Neuroleptikalangzeitbehandlung sind und andererseits etwa ein gleich großer Prozentsatz auch unter Placebo rückfallfrei bleibt (Hogarty et al. 1974). Für die Indikationsstellung zur Langzeitprophylaxe gibt es allerdings im Individualfall bisher nur wenig verläßliche Entscheidungskriterien. Im folgenden werden die klinischen Grundlagen und darauf aufbauend die Strategien der neuroleptischen Rezidivprophylaxe dargestellt.

Klinische Grundlagen

Unbehandelter Krankheitsverlauf

Schizophrene Verläufe haben sich im Laufe der Jahrzehnte im Sinne eines Syndromwandels mit Abnahme schwerer Erkrankungsformen und Zunahme unspezifischer und milderer Symptomatik verändert (Hogarty 1977). Parallel hierzu hat der Anteil sozial Geheilter zugenommen, ohne daß sichere Veränderungen in den Prävalenz- oder Inzidenzraten nachweisbar wären (Häfner u. van der Heiden 1986; Hare 1986; Strömgren 1987; Torrey 1987). In welchem Ausmaß an dieser Entwicklung veränderte soziokulturelle, ökonomische und therapeutische Bedingungen beteiligt sind, muß letztlich offen bleiben.

Bei Zugrundelegung eines engen Schizophreniekonzepts sind nach 5 Jahren etwa 60 % aller Patienten ,,ungebessert", bei Patienten mit sog. reaktiven oder nicht prozeßhaften Schizophrenien nur 20 % (Stephens 1978). Neben der prognostischen Bedeutung des diagnostischen Konzepts beträgt z. B. für Ersterkrankte nach 5–6 Jahren der Anteil Ungebesserter 28 %, für Mehrfacherkrankte hingegen 48 % (Brown et al. 1966).

Zwei große Studien zu lebenslangen Verläufen schizophrener Erkrankungen aus dem deutschen Sprachraum ergaben folgende Befunde (M. Bleuler et al. 1976): Vom 5. Jahr nach Krankheitsbeginn verschlimmert sich der Zustand der Kranken im Durchschnitt nicht mehr, viel eher bessert er sich noch. Ungefähr die Hälfte aller früheren Patienten bleibt langdauernd erwerbstätig. Bei mehr als 25 % aller Erkrankten zeigen sich selbst nach vieljähriger Krankheitsdauer noch dramatische Änderungen im Befinden, die übrigen Kranken erreichen nach einigen Jahren einen ziemlich stabilen Zustand; davon zeigen rund 25 % der Fälle eine dauernde Heilung (psychopathologische Vollremission). Unter allen Schizophrenen sind Verläufe mit akuten Episoden, die sich wieder bessern oder die ausheilen, häufiger als ein chronischer Verlauf ohne akut psychotisches Geschehen. In ungefähr 20 % aller Fälle tritt nach einer oder mehreren akuten Psychosen immer wieder Heilung auf.

Der übereinstimmend günstige Verlaufsausgang dieser Studien wird auch durch 2 amerikanische Langzeitstudien gestützt (Tsuang et al. 1979; Harding et al. 1987 a). Harding et al. (1987 b) sehen diese konvergierenden Ergebnisse als Beleg für die psychosoziale Plastizität und gegen die rein biologische Determiniertheit des Krankheitsverlaufs.

Im Rahmen der International Pilot Study of Schizophrenia (IPSS, WHO 1979) fanden sich in der Zweijahres- (Strauss u. Carpenter 1972) und Fünfjahreskatamnese (Strauss u. Carpenter 1977) zwar signifikante, aber nur mäßige Korrelationen zwischen den Outcomebereichen Hospitalisierungsdauer, soziale Kontakte, Beschäftigung und Symptomatik. Zusammen mit den longitudinal hohen Korrelationen innerhalb einzelner Verlaufsbereiche wurde das Konzept zur Mehrdimensionalität und partiellen Unabhängigkeit von Verlaufsprozessen bestätigt (Strauss u. Carpenter 1974, 1977).

Bezüglich der Rückfallraten unter Placebo im Rahmen doppelblind kontrollierter Neuroleptikastudien fand sich eine Rückfallrate von 55 % nach durchschnittlich 6 Monaten (Davis et al. 1980). Wenn damit auch nur ein einziges Verlaufskriterium berücksichtigt ist, so spielt dieses doch in der Langzeitbehandlung schizophrener Erkrankungen eine wesentliche Rolle, zumal ein möglicher ungünstiger ,,Bahnungseffekt" (Heimann 1983) auf die Langzeitprognose durch nicht rechtzeitig behandelte oder wiederholte Rezidive diskutiert wird (Wyatt 1991; Liebermann 1993).

Neuroleptisch behandelter Krankheitsverlauf

Unkontrollierte Studien

Mit Einführung der Neuroleptika in die Behandlung schizophrener Psychosen Anfang der 50er Jahre konnten z. T. langjährig hospitalisierte Patienten entlassen werden („Deinstitutionalisierung"), mußten aber auch häufig wieder aufgenommen werden („Drehtürpsychiatrie"). Zur Anpassung der psychiatrischen Versorgungsstruktur an diese veränderte Situation wurde ein extramurales, gemeindenahes Versorgungskonzept mit medizinischen und soziotherapeutischen Behandlungselementen konzipiert und weitgehend realisiert (Hansell u. Willis 1977; Freeman 1981). Wenn es auch heute gesicherte Befunde über die therapeutische Beeinflußbarkeit der Schub- und mittelfristigen Streckenprognose gibt, so fehlen andererseits gesicherte Erkenntnisse über die Beeinflußbarkeit der langfristigen Richtungsprognose schizophrener Erkrankungen.

M. Bleuler (1972) trat der Annahme, die Mehrzahl der gebesserten Schizophrenen bliebe nur unter neuroleptischen Mitteln auf lange Sicht gebessert, kritisch entgegen. Er sah den Einsatz der Neuroleptika in der Langzeitbehandlung nur dort gerechtfertigt, wo erwiesenermaßen nach Reduktion der Mittel Rückfälle drohen. Huber et al. (1979) fanden dagegen Hinweise für eine günstige Beeinflussung der Langzeitentwicklung durch Psychopharmakotherapie. Insbesondere die bereits während der ersten psychotischen Manifestation – nach 1950 – behandelten Patienten wiesen eine signifikant günstigere psychopathologische und soziale Dauerprognose auf. Die daraus abgeleitete Vermutung, daß eine neuroleptische Behandlung im Initialstadium der Erkrankung den weiteren Spontanverlauf günstig beeinflußt, wird auch durch andere Befunde gestützt (May et al. 1976; vgl. Wyatt 1991).

Kontrollierte Studien

In doppelblind kontrollierten postakuten Langzeitbehandlungsstudien ergab sich eine durchschnittliche Rückfallquote von 19 % unter Neuroleptika gegenüber 55 % unter Placebo (Davis et al. 1980). Davis (1985) kalkuliert eine monatliche Rückfallrate von ca. 10 % unter Placebo und 2–3 % unter Verum. Studien über 2 Jahre an einem unausgelesenen Krankengut zeigen im 1. bzw. 2. Behandlungsjahr Rückfallquoten unter Placebo von 68 % bzw. 80 %, unter Neuroleptika von 31 % bzw. 48 % (Hogarty et al. 1973, 1974).

Die Rückfallrate unter neuroleptischer Behandlung liegt bei voll remittierten schizophrenen Patienten mit 7–8 % im 1. Behandlungsjahr deutlich niedriger (Rifkin et al. 1977; Hartmann et al. 1980). Diese Befunde betonen das besonders gute Behandlungsansprechen bei günstiger prognostischer Ausgangssituation (vgl. Kane et al. 1982).

Absetzstudien mehrjährig unter Neuroleptika rezidivfrei gebliebener Patienten zeigen (Hogarty et al. 1976; Cheung 1981), daß auch nach dem 5. Behandlungsjahr noch Rezidivquoten über 60 % auftreten, die ziemlich genau denen im 1. Behandlungsjahr entsprechen. Auch wenn längerfristig kontrollierte Studien nicht vorliegen, stützen diese Ergebnisse die Annahme einer jahre- bis jahrzehntelangen Wirksamkeit rezidivprophylaktischer Behandlung (Gaebel et al. 1981), d. h. eine „Heilung" tritt auch mit zunehmender Behandlungsdauer nicht ein.

Bei einer Dreiteilung der Phänomenologie schizophrener Erkrankungen in Positiv-, Negativ- und soziale Symptomatik (Strauss et al. 1974), bildet Positivsymptomatik (deren Reduktion oder Auftretensprophylaxe) das Zielsyndrom neuroleptischer Behandlung. Aber auch Negativsymptomatik ist nicht völlig unresponsiv (Carpenter et al. 1985; Goldberg 1985). Bezüglich sozialer Symptomatik werden keine primären neuroleptischen Behandlungseffekte erwartet. Während einige Autoren nicht ausschließen, daß die soziale Dimension durch eine neuroleptische Behandlung negativ beeinflußt werden kann (May u. Goldberg 1978), zeigen andere Autoren, daß sich mit Symptomreduktion und Verhinderung von Rückfällen sekundär auch die Lebensqualität der Patienten verbessert (Barnes et al. 1983).

Exkurs: Prädiktion des Krankheitsverlaufs

In der Prädiktorenforschung hat sich gezeigt, daß psychopathologische Querschnittssymptomatik, beispielsweise das Vorhandensein der gut operationalisierbaren Erstrangsymptome von K. Schneider, keine sichere prognostische Bedeutung hat (z. B. Bland u. Orn 1980). Auch die Berücksichtigung psychopathologisch definierter schizophrener Subtypen trägt wenig zur prognostischen Differenzierung bei (Hawk et al. 1975) – nicht zuletzt aufgrund der geringen Stabilität derartiger Subtypen (Kendler et al. 1985). Diagnosesysteme, die außer Querschnittssymptomatik auch einen längeren Verlauf fordern, prädizieren eher einen ungünstigen Verlauf (Helzer et al. 1983; Westermeyer u. Harrow 1984).

Seit den 50er Jahren konzentrierte sich die Verlaufsforschung v. a. auf die Unterscheidung „unechter", prognostisch günstiger von „echten", prognostisch ungünstigen Schizophrenien. In diesem Bemühen wurden reaktive Schizophrenieformen, atypische, zykloide, paranoide und „good premorbid" Schizophrenien sog. Prozeßpsychosen, nonparanoiden und „poor premorbid" Formen gegenübergestellt (Floru 1974). Als prognostisch günstig war z. B. folgende Kombination morbogener und nichtmorbogener Faktoren bekannt (Langfeldt 1937):

– gut entwickelte prämorbide Persönlichkeit,
– auslösende Faktoren,
– akuter Krankheitsbeginn,
– affektive Begleitsymptomatik,
– fehlende Affektverarmung,
– psychologisch günstiges Lebensumfeld.

Als ungünstige Verlaufsprädiktoren wurde das Fehlen dieser Merkmale angesehen, insbesondere ein schleichender Beginn sowie eine Symptomatik, die durch die Bleuler-Grundsymptome gekennzeichnet ist. Die prognostisch ungünstige Bedeutung eines emotional kritisch-überengagierten Familienklimas („high expressed emotions") ist wiederholt als Rückfallprädiktor beschrieben worden (Vaughn et al. 1984).

Anhand dieser Einteilung sind einerseits Unterschiede im Verlaufsausgang gefunden worden (Übersicht in Stephens 1978; Kendell et al. 1979), andere Autoren konnten einen derartigen Zusammenhang nicht nachweisen (Hawk et al. 1975). Die Bedeutung eines akuten Krankheitsausbruchs mit ausgeprägter produktiver Symptomatik ist wiederholt als günstiger Verlaufsprädiktor bestätigt worden (z. B. Huber et al. 1979). Ciompi u. Müller (1976) haben diese ,,Mobilität" des Krankheitsgeschehens als günstigen ,,formalen" Krankheitsfaktor bezeichnet. Eine prognostisch günstige Bedeutung affektiver (manischer oder depressiver) Symptomatik konnte nicht durchgehend bestätigt werden (Gift et al. 1980). Der Verlaufsausgang schizoaffektiver Psychosen scheint eine Mittelposition zwischen dem schizophrener und affektiver Erkrankungen einzunehmen (Harrow u. Grossman 1984). Affektverflachung hat sich als ungünstiger Prädiktor vielfach bestätigt (Übersicht in Gaebel 1989).

Auch die prognostische Validität verschiedener Prognoseskalen (Übersicht in Kokes et al. 1977) hat sich in Replikationsstudien nicht ausreichend belegen lassen (Bland et al. 1978; Vaillant 1963). Bewährt haben sich am ehesten Skalen zur prämorbiden sozialen Kompetenz (vgl. Kokes et al. 1977), aber auch die Prognoseskala von Strauss u. Carpenter (in Kokes et al. 1977), deren prognostische Kraft insbesondere auf Merkmale der bisherigen sozialen Adaptation zurückgeht (Strauss u. Carpenter 1977; Möller et al. 1984; Gaebel u. Pietzcker 1987).

Insbesondere zu Beginn der Erkrankung sind sichere Angaben über den langfristigen psychopathologischen oder sozialen Ausgang schwierig. Im allgemeinen können auch mit multivariaten statistischen Verfahren kombinierte Prädiktoren nicht mehr als 40 % der Verlaufsvarianz aufklären (Bland 1982). Hinzu kommt, daß viele der beschriebenen Prädiktorenmuster Replikationsversuchen nicht standgehalten haben. Patienten mit günstiger Ausgangssituation und günstigerer Verlaufs-prognose profitieren möglicherweise am meisten von einer neuroleptischen Langzeitbehandlung (Goldberg et al. 1977).

Zusammenfassend kann nach dem heutigen Kenntnisstand die Verlaufsprognose in der Regel erst post hoc erschlossen werden. Zunehmende Bedeutung gewinnen biologische Prädiktoren (z. B. die Reaktion auf ein pharmakologisches ,,Challenge" in der Rückfallprädiktion von Ersterkrankungen, vgl. Lieberman 1993) im Rahmen einer konzeptuell und methodisch optimierten Prädiktionsforschung (Awad 1985; Gaebel u. Awad 1994). Vorerst empfiehlt sich im Einzelfall ein eher großzügiges Vorgehen bei der Indikationsstellung zur neuroleptischen Rezidivprophylaxe.

Strategien neuroleptischer Rezidivprophylaxe

Symptomsuppression, Rezidivprophylaxe und Verschlechterungsprophylaxe (Helmchen 1978) sind je nach Verlaufsform die Hauptindikationen einer neuroleptischen Langzeitbehandlung. Als Behandlungsformen neuroleptischer Rezidivprophylaxe können folgende Methoden unterschieden werden:

a) Langzeitmedikation:
 – Standarddosierung,
 – Niedrigdosierung;

b) Intervallbehandlung mit neuroleptischer Frühintervention.

Es konnte gezeigt werden, daß eine niedrigdosierte Langzeitbehandlung der Standardbehandlung hinsichtlich ihrer rückfallprophylaktischen Wirksamkeit – bei gleichzeitig geringerer Nebenwirkungsinzidenz – gleichwertig ist, sofern sie nicht unter eine bestimmte Minimaldosierung abgesenkt wird (Schooler 1991; Kane u. Marder 1993). Die Niedrigdosierung kann daher heute als weitgehend anerkannte Behandlungsalternative zur Standardbehandlung gelten (s. unten: „Applikation und Dosierung"). Als fragliche Alternative zur Langzeitmedikation wurde in mehreren Studien die Wirksamkeit einer intermittierenden Behandlung mit neuroleptischer Frühintervention untersucht, deren Grundlagen ebenfalls kurz dargestellt werden (s. S. 71).

Neuroleptische Langzeitbehandlung

Behandlungsindikation
Die Indikation zur Langzeitbehandlung sollte grundsätzlich breit gestellt werden. Indikationskriterien sind v. a. ein rezidivierender Spontanverlauf sowie die (vorher bekannte) individuelle Wirksamkeit einer Behandlung bei gleichzeitig akzeptablem Ausmaß unerwünschter Arzneimittelwirkungen. Aufgrund der für die Mehrzahl der Patienten günstigen Risiko-Nutzen-Relation bei gleichzeitigem Fehlen klinisch ausreichend verläßlicher Prädiktoren sollte die Indikation zur Langzeitbehandlung in aller Regel positiv gestellt werden. Unsicherheiten bestehen insbesondere bei Patienten mit Ersterkrankungen, bei denen aufgrund des fehlenden Vorverlaufs die weitere Prognose nur bedingt abgeschätzt werden kann, zumal sich in dieser Patientengruppe ein größerer Anteil an prognostisch günstigen Verläufen befindet. Andererseits konnte gezeigt werden, daß auch diese Gruppe eine spontane Rückfallrate von 40 % und mehr aufweist, die durch Neuroleptika signifikant zu senken ist (s. oben).

Wahl des Neuroleptikums
Unabhängig von der Frage der Applikationsform (vgl. nächsten Abschnitt) stellt sich die Frage nach der Wahl des Präparates für die Langzeitbehandlung. Grundsätzlich kann zunächst jedes Neuroleptikum, das in der Akutbehandlung eingesetzt wird, auch für die Langzeitbehandlung als geeignet gelten. Gruppenstatistisch können alle Neuroleptika – adäquate Dosierung vorausgesetzt – als gleich wirksam gelten (Gaebel 1985; Kane u. Marder 1993). Für das atypische Neuroleptikum Clozapin konnte gezeigt werden, daß es auch bei Therapieresistenz auf konventionelle Neuroleptika in 30 % der Fälle zu einem Therapieansprechen führt (Kane et al. 1988). Nicht zuletzt im Hinblick auf die unter dieser Substanz höchst unwahrscheinliche Entwicklung tardiver Dyskinesien kommt ihr eine besondere Bedeutung in der Langzeitbehandlung zu.

Aufgrund interindividueller Wirksamkeits- und Verträglichkeitsunterschiede zwischen einzelnen Substanzen ist eine individuelle Indikationsstellung gleichwohl wünschenswert. Der Grund für derartige Reaktionsunterschiede ist nicht bekannt. Rationale Kriterien für eine individuelle Substanzwahl existieren allerdings – bis auf die substanzgruppenspezifischen neuroleptischen Nebenwirkungsprofile – nicht. Deshalb gilt die Regel, daß bereits in früheren Behandlungen verwendete, individuell wirksame und verträgliche Neuroleptika bevorzugt werden sollten. Im Einzelfall spielt die den individuellen Lebensumständen angepaßte Verträglichkeit eine besondere Rolle bei der Langzeitverordnung. Mittel- bis hochpotente Substanzen in individuell adäquater Dosierung sind zu bevorzugen.

Applikation und Dosierung
Abhängig von der individuellen Compliance, die bei Mehrfacherkrankten gemäß ihres Vorbehandlungsverhaltens verläßlicher eingeschätzt werden kann als bei Ersterkrankten, bei denen v. a. Verhalten und Einstellung während der Akutbehandlung berücksichtigt werden müssen, fällt die Entscheidung für oder gegen eine depotneuroleptische Behandlung. Dabei ist von Noncomplianceraten bis zu 50 % unter ambulanten Behandlungsbedingungen auszugehen. Auch wenn sich die rezidivprophylaktische Überlegenheit der Depotneuroleptika erst im 2. Behandlungsjahr abzeichnet (Hogarty et al. 1979), darf deren praktische Bedeutung nicht unterschätzt werden (Glazer u. Kane 1992). Ihre Applikation garantiert eine gleichmäßige, aufgrund der guten Bioverfügbarkeit (Wegfall des First-pass-Effekts!) relativ geringe Dosierung, sie erfordert einen regelmäßigen Behandlerkontakt und läßt Behandlungsabbrüche sofort erkennen. Dennoch ist bei gesicherter Behandlungsakzeptanz und guter Verträglichkeit einer Substanz die orale Behandlung vorzuziehen, weil sie flexiblere Dosiermöglichkeiten zuläßt und dem Patienten größere Eigenverantwortlichkeit und mehr Selbstbestimmung im Umgang mit seiner Erkrankung zuweist. Von Vorteil ist weiterhin, wenn die orale Medikation, mit der die Akutbehandlung durchgeführt wurde und mit deren Wirkung und Verträglichkeit demnach bereits Erfahrungen bestehen, beibehalten werden kann. Dies gilt insbesondere für Substanzen, für die keine Depotpräparation verfügbar ist (z. B. Perazin oder Clozapin), weniger für Substanzen, die auch als Depotpräparate vorliegen (z. B. Haloperidol, Fluphenazin oder Flupenthixol).

In allen Fällen einer Umstellung auf Depotneuroleptika ergibt sich das Problem, daß es für die Konvertierung von oralen in depotneuroleptische Dosierungen nur grobe Anhaltsregeln gibt. Da sich ein Steady-state-Plasmaspiegel unter Depotmedikation erst nach mehreren Monaten aufbaut, wird eine überlappende Umstellung empfohlen (Marder et al. 1989). In der Regel sollte diese Umstellung bereits stationär eingeleitet werden. Bei Patienten, die unter (zu niedrig dosierter?) Depotmedikation rezidivieren, wird die Depotmedikation unter Dosisadjustierung und passagerer Kombination mit oraler Medikation beibehalten.

Aus der stationären Behandlung werden Patienten oft mit noch relativ hohen Neuroleptikadosen entlassen. Während der anschließenden ca. 6monatigen Stabilisierungsphase sollte die Dosis allenfalls schrittweise und vorsichtig reduziert werden. Bei symptomsupprimierten Patienten zeigt sich dabei durch rasche Exazerbation, wenn eine kritische Dosis unterschritten wird, so daß eine erneute Dosiserhöhung auf die zuletzt wirksame Dosis erfolgen kann. Bei vollremittierten

Patienten mit rezidivprophylaktischer Behandlung im engeren Sinne führen kritische Dosisreduktionen jedoch meist erst nach ca. 6 Monaten zu einem Rezidiv. Reduktionsversuche, die v. a. aus Gründen einer Nebenwirkungsminimierung indiziert sind, sollten daher grundsätzlich nur in sehr langsamen Schritten erfolgen (z. B. in 3- bis 6monatigen Intervallen, Kissling et al. 1991). Als minimal wirksame prophylaktische Dosen werden Injektionen von 6,5–12,5 mg/2 Wochen Fluphenazin-Decanoat, 20 mg/2 Wochen Flupenthixol-Decanoat oder 50–60 mg/4 Wochen Haloperidol-Decanoat empfohlen, während orale Dosen bei ca. 100 mg CPZ-Äquivalent liegen.

Behandlungsdauer
Nach einem Rückfall wird eine halb- bis einjährige Stabilisierungsbehandlung empfohlen. Für Patienten mit Ersterkrankung wird trotz der obengenannten prognostischen Besonderheiten eine Behandlung für 1–2 Jahre, für solche mit mehrfachen Episoden eine Behandlung für 5 Jahre und länger empfohlen (Kissling et al. 1991). Wie die oben erwähnten Absetzstudien zeigen, ist auch nach diesem Zeitraum das Rückfallrisiko hoch, was mit dem Patienten und seinen Angehörigen im Falle eines Absetzwunsches erörtert werden muß. Als klinische Indikationsregel ergibt sich daher bei rezidivierendem Verlauf eine mehrjährige bis lebenslange Langzeitmedikation (Lehmann 1975; Pietzcker 1978). Eine derart langfristige Behandlung ist nur im Rahmen eines Gesamtbehandlungsplans sinnvoll durchführbar, in den auch nichtpharmakologische Interventionen zu integrieren sind (Pietzcker u. Helmchen 1983).

Begleitbehandlung
Medikamentenkombinationen sind grundsätzlich auf ein Minimum zu beschränken, wobei mögliche Interaktionen zu beachten sind (Gaebel 1992). Dies betrifft insbesondere auch die Langzeitprophylaxe mit Clozapin, z. B. bei der Umstellung auf ein phenothiazinhaltiges Depotpräparat oder umgekehrt (Gaebel et al. 1994).
  Spätestens seit den Untersuchungen von Hogarty et al. (1974) ist bekannt, daß die Kombination der neuroleptischen Langzeitbehandlung mit einem sozialtherapeutischen Verfahren die Rückfallrate und den Verlaufsausgang weiter zu reduzieren bzw. bessern vermag. Seitdem ist eine Reihe weiterer psychosozialer Therapieverfahren mit einzel- und familientherapeutischen Interventionen evaluiert worden (Bellack u. Mueser 1993). Wichtig erscheint die Einbettung der Pharmakotherapie in einen edukativen Behandlungsrahmen, in dem Aufklärung über Krankheitsursachen und -folgen, potentielle Stressoren (im Sinne des Vulnerabilitäts-Streß-Konzepts) und Behandlungsmöglichkeiten die Kooperation von Patient und Angehörigen fördert.

Kontrolluntersuchungen und Nebenwirkungsmanagement
Die Langzeitbehandlung mit Neuroleptika erfordert regelmäßige Laborkontrollen. Dies betrifft insbesondere die Langzeitbehandlung mit Clozapin. Im übrigen sei hier auf die einschlägige Literatur verwiesen (König 1992). Ein Plasmaspiegelmonitoring empfiehlt sich nicht routinemäßig, sondern dann, wenn z. B. unter oraler

Behandlung Zweifel an der Compliance bestehen, wenn trotz gesicherter Einnahme keine ausreichende Rückfallprophylaxe erreicht wird, wenn unerwünschte Arzneimittelwirkungen auftreten, bei Medikamentenkombinationen oder somatischen Begleiterkrankungen, z. B. im Alter. Befunde eines optimalen Steady-state-Wirkspiegels, z. B. für Fluphenazin (Marder et al. 1991), bedürfen weiterer Absicherung.

Tritt unter der Langzeitbehandlung ein depressives Syndrom auf, das oft schwierig gegen EPS abgrenzbar ist (Akinese, Akathisie), empfiehlt sich nach Plasmaspiegelkontrolle eine Dosisreduktion oder ein kurzfristiger Behandlungsversuch mit einem Anticholinergikum. Im Fall eines sich anbahnenden Rezidivs ist die neuroleptische Dosis zu erhöhen, andernfalls kann auch passager mit einem Antidepressivum kombiniert werden.

Strenge Indikationsstellung zur Neuroleptikabehandlung, Niedrigdosierung und Einsatz eher mittelpotenter oder atypischer Neuroleptika (Clozapin), regelmäßige Befundkontrolle und adäquate Aufklärung stellen prophylaktische Maßnahmen dar, die das Auftretensrisiko tardiver Dyskinesien gering halten bzw. Frühsymptome rechtzeitig erkennen lassen. Treten dennoch Bewegungsstörungen auf, hängt die Entscheidung zu weiteren Maßnahmen wesentlich von einer Nutzen-Risiko-Analyse ab, in der v. a. das Risiko eines Psychoserezidivs bei Dosisreduktion oder Absetzen der Neuroleptika abgeschätzt werden muß. An kurativen Möglichkeiten stehen Änderungen der neuroleptischen Behandlungsstrategie (Dosisreduktion, -erhöhung, Absetzen, Umstellen) im Vordergrund (Gaebel 1993).

Intervallbehandlung mit medikamentöser Frühintervention

Klinischer Ausgangspunkt
Psychotische Rückfälle kündigen sich häufig durch unspezifische Prodromalsymptome wie Schlafstörungen, Nervosität und Unruhe sowie depressive Verstimmungen an (Herz u. Melville 1980). Aufgrund dieser Befunde wurde das Behandlungsrational der neuroleptischen Frühintervention mit der Zielvorstellung entwickelt, ein vollentwickeltes psychotisches Rezidiv durch eine neuroleptische Intervention bei Auftreten von Prodromalsymptomen zu verhindern. Damit in Zusammenhang sollen Neuroleptika im psychosefreien, remittierten Krankheitsintervall möglichst ganz abgesetzt und erst beim Auftreten von Prodromalsymptomen wieder angesetzt werden. Diese Behandlungsstrategie wurde als „early intervention, time-limited, targeted pharmacotherapy" bezeichnet (Carpenter u. Heinrichs 1983). Unter der Voraussetzung, daß ohne Neuroleptika tatsächlich eine längerfristige Stabilität erreichbar ist und andererseits ein beginnendes Rezidiv rechtzeitig erkannt und verhindert werden kann, verspricht diese Behandlungsalternative mit zeitweiliger Medikamentenfreiheit eine geringere neuroleptische Lebenszeitexposition – ein für die Prävention von Spätdyskinesien nicht unerheblicher Gesichtspunkt.

Ergebnisse kontrollierter Studien
Pilotstudien bestätigen zunächst die prinzipielle Durchführbarkeit dieser Behandlungsstrategie mit überwiegend positiven Behandlungsergebnissen (Herz et al.

1982; Carpenter et al. 1982; Carpenter u. Heinrichs 1983). Mittlerweile liegen die Ergebnisse mehrerer internationaler kontrollierter Zweijahresstudien zur neuroleptischen Frühintervention vor (Carpenter et al. 1987, 1990; Jolley et al. 1989, 1990; Herz et al. 1991). Zusammengefaßt fand sich, daß die neuroleptische Frühinterventionsstrategie gegenüber der konventionellen Langzeitbehandlung in der rezidivprophylaktischen Wirksamkeit schlechter abschneidet.

Jolley et al. (1990) berichteten über signifikante Unterschiede in der Rückfallrate zwischen Langzeitmedikation und Frühintervention (12 % vs. 50 %), Carpenter et al. (1990) beobachteten eine signifikant höhere Dekompensationsrate pro Patient (2,8 vs. 4,2), Carpenter et al. (1987) fanden eine nicht signifikant höhere Rückfallrate (52 % vs. 45 %) und Herz et al. (1991) eine ebenfalls nicht signifikant höhere Rückfallrate von 30 % unter intermittierender gegenüber 16 % unter kontinuierlicher Langzeitbehandlung.

Während sich die soziale Anpassung der Patienten unter beiden Therapiestrategien nicht signifikant unterschied, waren die Drop-out-Raten unter neuroleptischer Frühintervention in allen Studien signifikant erhöht (Carpenter et al. 1990: 51 %; Jolley et al. 1990: 56 %; Herz et al. 1991: 62 %). Offensichtlich ist die intermittierende neuroleptische Behandlung nur für einen kleinen Teil der Patienten praktikabel. Allerdings lag die neuroleptische Gesamtdosis unter intermittierender Behandlung niedriger, für die Nebenwirkungsrate ließen sich keine wesentlichen Unterschiede zwischen den Therapiestrategien erkennen (Jolley et al. 1990; Herz et al. 1991). Zu ganz ähnlichen Ergebnissen kommt auch eine jüngst abgeschlossene, noch nicht publizierte NIMH-Studie (Schooler et al. 1993).

Exkurs: ANI-Studie
Unklar ist bisher geblieben, warum die neuroleptische Frühintervention schlechter abschneidet. Keine der vorgenannten Studien hat allerdings die Frage explizit und prospektiv untersucht, ob Prodromalsymptome tatsächlich valide Rückfallprädiktoren sind. Dieser grundlegende Aspekt der Frühintervention wurde in der vom Bundesministerium für Forschung und Technologie (BMFT) geförderten deutschen multizentrischen ANI-Studie (ANI: ambulante neuroleptische Intervalltherapie) untersucht (Pietzcker 1985; Pietzcker et al. 1986; 1993). Die Studie wurde zwischen 1983 und 1989 an den Psychiatrischen Universitätskliniken Berlin, Düsseldorf, Göttingen und München durchgeführt. Insgesamt konnten 364 nach ICD-9 und RDC diagnostizierten Patienten mit schizophrenen und schizoaffektiven Psychosen in die Studie einbezogen werden, von denen 159 (44 %) die 2jährige Behandlungs- und Beobachtungsphase abschlossen. Drei Therapiearme, denen die Patienten nach einer 3monatigen poststationären Stabilisierungsphase randomisiert zugewiesen worden waren, wurden im offenen Studiendesign miteinander verglichen:

Neuroleptische *Langzeitmedikation* (NL): Diese Therapiestrategie entsprach der konventionellen Vorgehensweise, Patienten auf einer minimalen neuroleptischen Erhaltungsdosis ($\geq$ 100 mg CPZ) zu stabilisieren.

Neuroleptische *Frühintervention* (NF): Bei dieser Behandlungsstrategie wurde die Medikation schrittweise abgesetzt und erst beim Auftreten von Prodromalsymptomen (Herz et al. 1980) wieder mit der medikamentösen Behandlung begonnen.

Neuroleptische *Krisenintervention* (NK): In diesem Therapiearm wurde die Medikation ebenfalls schrittweise abgesetzt, jedoch erst beim Auftreten eines nach psychopathologischen Kriterien definierten Rezidivs („Krise") wieder mit der Behandlung begonnen. Mit diesem Therapiearm sollte überprüft werden, inwieweit Prodromalsymptome tatsächlich, d. h. ohne zwischenzeitliche neuroleptische Intervention, das Auftreten eines Rückfalls prädizieren.

Die Ergebnisse der Studie stehen mit denen der oben erwähnten Studien weitgehend in Einklang. Die Drop-out-Rate in den beiden intermittierenden Therapiestrategien (Frühintervention 60 %, Krisenintervention 67 %) war signifikant höher als unter Langzeitbehandlung (43 %). Alle 3 Therapiestrategien unterschieden sich hinsichtlich der Rückfallraten signifikant voneinander (NL: 23 %, NF: 49 %, NK: 63 %). Analysen zum Zusammenhang zwischen Prodromalsymptomen und Rückfällen zeigten keinen signifikanten Zusammenhang (Gaebel et al. 1993).

Prodromalsymptome sind in ihrer prädiktiven Bedeutung offenbar mehrdeutig. Dies macht verständlich, daß eine Therapiestrategie, deren Therapierational auf bisher empirisch unzureichend verifizierten Prämissen beruht, keine volle Wirksamkeit entfalten kann. In Übereinstimmung mit den anderen zitierten Studien fanden sich im übrigen keine Unterschiede hinsichtlich psychosozialer Anpassung, subjektivem Wohlbefinden und Nebenwirkungen zwischen den einzelnen Therapiearmen. Einzig die kumulative neuroleptische Dosis lag unter den intermittierenden Behandlungsformen signifikant niedriger, am niedrigsten fiel sie für die Frühinterventionsgruppe aus.

Indikation und Durchführung der neuroleptischen Frühintervention
Welche Indikationsstellung ergibt sich demnach für den Einsatz der neuroleptischen Frühintervention (Gaebel 1994)? Zunächst einmal kommen ohnehin nur Patienten mit einem prognostisch günstigen, phasisch remittierenden Verlauf in Frage, der im klinischen Krankengut bei langer Verlaufsdauer nur in ca. 20 % der Fälle beobachtet wird (Huber et al. 1979). In der Regel sind dies auch Patienten mit günstigen Prognosemerkmalen sowie guter Response auf eine Akut- und rezidivprophylaktische Langzeitbehandlung. Die Frühinterventionsstrategie ist demnach nur für Patienten geeignet, die unter Neuroleptika voll remittieren und nicht nur eine Symptomsuppression aufweisen. Grundsätzliche Kontraindikationen sind chronisch persistierende Positivsymptomatik sowie instabiler Verlauf unter Neuroleptika.

Chiles et al. (1989) fanden diese Ausschlußkriterien bei 62 % einer unausgelesenen Stichprobe erfüllt. Weiter fanden sie folgende Indikationseinschränkungen: eine aktuell konflikthafte oder streßbelastete Lebenssituation sowie ein erst kurz (3–6 Monate) zurückliegendes Rezidiv, nach dem es noch nicht wieder zur vollen Stabilisierung gekommen ist. Neben diesen „absoluten" Kontraindikationen grenzen die Autoren „relative" Kontraindikationen, wie z. B. Unkooperativität (33 %), Selbst- oder Fremdgefährdung (16 %) sowie schließlich „Managementprobleme" ab (z. B. Fehlen von Angehörigen oder zu große Wohndistanz zur Klinik). Bei Anlegen aller Kriterien bleiben nur 13 % der Ausgangsstichprobe übrig, bei denen eine medikamentöse Frühintervention indiziert gewesen wäre.

Es handelt sich hier demnach um eine hochselektive Behandlungsstrategie, deren rezidivprophylaktische Effektivität an einer unausgelesenen Klientel nicht belegt ist. Dennoch soll nicht in Frage gestellt werden, daß einzelne Patienten von diesem Vorgehen profitieren.

Entschließt man sich im Einzelfall anhand der vorgenannten Kriterien zur Durchführung einer Intervallbehandlung, müssen mit dem Patienten und seinen Angehörigen allgemeine und individuelle Prodromalsymptome ausführlich besprochen und für alle Beteiligten zur Basis therapeutischen Handelns gemacht werden. Aufklärung und Information über Krankheits- und Behandlungsmodelle gehören daher ebenso in den Behandlungskontext wie ein gezieltes psychosoziales Management. Entscheidend ist eine engmaschige Kontaktfrequenz mit zusätzlichem Angebot eines Krisenmanagements rund um die Uhr, auch an Wochenenden.

Das Absetzen der Medikation erfolgt wie auch sonst bei Absetzversuchen protrahiert über mehrere Wochen. Treten hierbei bereits Exazerbationen auf, kann diese Strategie nicht weiter verfolgt werden. Gelingt das Absetzen, beginnt die eigentliche Beobachtungsphase mit dem fortlaufenden Monitoring etwaiger Prodromalsymptome. Treten diese auf, wird man im Einzelfall prüfen müssen, ob es sich tatsächlich um Vorboten eines Rezidivs oder harmlose Befindlichkeitsstörungen handelt. Im Zweifel wird man sich für die „sichere Seite" entscheiden und eher frühzeitig behandeln. Dabei wird die Behandlung mit dem gleichen Neuroleptikum und mindestens der gleichen Dosis erfolgen, mit denen der Patient vor dem Absetzen stabilisiert war. Hierbei ist zu berücksichtigen, daß alle frühen Nebenwirkungen in vollem Ausmaß wieder auftreten können und entsprechende Sicherheitsvorkehrungen getroffen werden müssen (Clozapin!). Stabilisiert sich der Befund ohne Auftreten eines psychotischen Rezidivs, beginnt die gleiche Prozedur von neuem.

Das geschilderte Vorgehen verlangt von allen Beteiligten ein hohes Maß an Präsenz und Verantwortung. Auch wenn dies aus den verschiedensten Gründen oft gar nicht zu leisten ist, zeigen Einzelfälle, daß dieses Vorgehen für Patienten von Vorteil sein kann, die ohne das Wagnis eines Absetzens einer neuroleptischen Dauerbehandlung ausgesetzt worden wären, die sie offensichtlich nicht benötigen. Für die Mehrzahl der Patienten bleibt dieses Vorgehen allerdings ein nicht vertretbares Risiko.

Schlußfolgerungen

Die Qualitätssicherung psychiatrischer Diagnostik und Behandlung ist heute ein zunehmend wichtiges gesundheitspolitisches Thema (Gaebel u. Wolpert 1994). Die Behandlungsstrategien einer rezidivprophylaktischen Langzeitbehandlung schizophrener Psychosen stellen in diesem Zusammenhang ein besonderes Anwendungsbeispiel dar. Rezidive sind für den Patienten wie für sein soziales Umfeld eine einschneidende Erfahrung, die häufig auf längere Zeit mit negativen sozialen Konsequenzen verbunden sind. Nicht zuletzt stellen primäre (Behandlung) und sekundäre Krankheitskosten (z. B. Arbeitsunfähigkeit) auch ein volkswirtschaftliches Problem dar. In Anbetracht der Tatsache, daß grundsätzlich hochwirksame

Behandlungsmöglichkeiten existieren, ist es dementsprechend wichtig, diese in der Praxis auch optimal umzusetzen. Faßt man die oben zitierten Studienergebnisse und Überlegungen zusammen, so stellt die adäquat dosierte neuroleptische Langzeitbehandlung in Kombination mit einem edukativ orientierten soziotherapeutischen Verfahren die wirksamste Methode zur Rezidivprophylaxe dar. Zweifellos wird es auch in Zukunft notwendig bleiben, neue Substanzen mit besserer Nutzen-Risiko-Relation sowie andere Therapiealternativen zu entwickeln, um die Langzeitbehandlung schizophrener Psychosen zu optimieren. Die neuroleptische Intervallbehandlung mit Frühintervention ist für das Gros der schizophrenen Patienten nicht und im Einzelfall nur unter bestimmten Voraussetzungen geeignet. Dieses Wissen und die daraus abgeleiteten Behandlungsleitlinien müssen angemessen weitergegeben und in der Behandlungspraxis berücksichtigt werden.

Literatur

Awad AG (1985) Prediction of response to neuroleptic drug therapy in schizophrenia. Can J Psychiatry 30: 241–242

Barnes TRE, Milavic G, Curson DA, Platt SD (1983) Use of the social behavior assessment schedule (SBAS) in a trial of maintenance antipsychotic therapy in schizophrenic outpatients: pimozide vs fluphenazine. Soc Psychiatry Psychiatr Epidemiol 18: 193–199

Bellack AS, Mueser KT (1993) Psychosocial treatment in schizophrenia. Schizophr Bull 19: 317–336

Bland RC (1982) Predicting the outcome in schizophrenia. Can J Psychiatry 27: 52–62

Bland RC, Orn H (1980) Schneider's first-rank symptoms and outcome. Br J Psychiatry 137: 63–68

Bland RC, Parker JH, Orn H (1978) Prognosis in schizophrenia. Prognostic predictors and outcome. Arch Gen Psychiatry 35: 72–77

Bleuler M (1972) Die schizophrenen Geistesstörungen im Lichte langjähriger Kranken- und Familiengeschichten. Thieme, Stuttgart

Bleuler M, Hubert G, Gross G, Schüttler R (1976) Der langfristige Verlauf schizophrener Psychosen. Nervenarzt 47: 477–481

Brown GW, Bone M, Dalison B, Wing JK (1966) Schizophrenia and social care. Oxford University Press, Oxford

Carpenter WT, Heinrichs DW (1983) Early intervention, time-limited, targeted pharmacotherapy of schizophrenia. Schizophr Bull 9, 533–542

Carpenter WT, Stephens JH, Rey AC, Hanlon TE, Heinrichs DW (1982) Early intervention vs. continuous pharmacotherapy of schizophrenia. Psychopharmacol Bull 18: 21–23

Carpenter WT, Heinrichs DW, Alphs LD (1985) Treatment of negative symptoms. Schizophr Bull 11: 440–452

Carpenter WT, Heinrichs DW, Hanlon TE (1987) A comparative trial of pharmacologic strategies in schizophrenia. Am J Psychiatry 144: 1466–1470

Carpenter WT, Hanlon TE, Heinrichs DW, Summerfelt AT, Kirkpatrick B, Levine J, Buchanan RW (1990) Continuous versus targeted medication in schizophrenic outpatients: outcome results. Am J Psychiatry 147, 1138–1148

Cheung HK (1981) Schizophrenic fully remitted on neuroleptics for 3 to 5 years – to stop or continue drugs? Br J Psychiatry 138: 490–494

Chiles JA, Sterchi D, Hyde T, Herz MI (1989) Intermittent medication for schizophrenic outpatients: who ist eligible? Schizophr Bull 15: 117–121

Ciompi L, Müller L (1976) Lebensweg und Alter der Schizophrenen. Springer, Berlin Heidelberg New York

Davis JM (1985) Maintenance therapy and the natural course of schizophrenia. J Clin Psychiatry 11: 18–21

Davis JM, Schaffer CB, Killian GA, Kinard C, Chan C (1980) Important issues in the drug treatment of schizophrenia. Schizophr Bull 6: 70–87

Floru L (1974) Reaktive, psychogene und schizophrenie-ähnliche Psychosen. Ein Überblick des Problems. Schweiz Arch Neurol Neurochir Psychiatr 114: 107–123

Freeman HL (1981) Long-term treatment of schizophrenia. Compr Psychiatry 22: 94–102

Gaebel W (1985) Gibt es differentielle Indikationen für verschiedene Neuroleptika? In: Linden M, Lipski C, Pietzcker A (Hrsg) Der schizophrene Patient in der Nervenarztpraxis. Thieme, Stuttgart New York, S 54–76

Gaebel W (1989) Indikatoren und Prädiktoren schizophrener Krankheitsstadien und Verlaufsausgänge. Eine Untersuchung zur biologischen Fundierung klinischer Verlaufsaspekte schizophrener Psychosen. Habilitationsschrift, Freie Universität Berlin

Gaebel W (1992) Kombinationen von Psychopharmaka bei schizophrenen Erkrankungen. MMW 134: 812–815

Gaebel W (1993) Tardive Dyskinesien unter Neuroleptika-Behandlung. Dtsch Ärztebl 90: 1041–1046

Gaebel W (1994) Intermittent medication – an alternative? Acta Psychiatr Scand 89 [Suppl 382]: 33–38

Gaebel W, Awad AG (eds) (1994) Prediction of neuroleptic treatment outcome in schizophrenia – concepts and methods. Springer, Wien

Gaebel W, Pietzcker A (1987) A prospective study of the course of illness in schizophrenic patients. Part II. Prediction of the outcome one year after clinic discharge. Schizophr Bull 13: 299–306

Gaebel W, Wolpert E (1994) Qualitätssicherung in der Psychiatrie. Spektrum der Psychiatrie und Nervenheilkunde 23: 4–13

Gaebel W, Pietzcker A, Poppenberg A (1981) Prädiktoren des Verlaufs schizophrener Erkrankungen unter neuroleptischer Langzeitmedikation. Pharmacopsychiatry 14: 180–188

Gaebel W, Frick U, Köpcke W et al. (1993) Early neuroleptic intervention in schizophrenia: are prodromal symptoms valid predictors of relapse. Br J Psychiatry 163 [Suppl 21]: 8–12

Gaebel W, Klimke A, Klieser E (1994) Kombination von Clozapin mit anderen Psychopharmaka. In: Naber D, Müller-Spahn F (Hrsg) Clozapin. Pharmakologie und Klinik eines atypischen Neuroleptikums. Springer, Berlin Heidelberg New York Tokyo, S 43–58

Gift TE, Strauss JS, Kokes RF, Harder DW, Ritzler BA (1980) Schizophrenia: Affect and outcome. Am J Psychiatry 137: 580–585

Glazer WM, Kane JM (1992) Depot neuroleptic therapy: An underutilized treatment option? J Clin Psychiatry 53: 426–433

Goldberg SC (1985) Negative and deficit symptoms in schizophrenia do respond to neuroleptics. Schizophr Bull 11: 453–456

Goldberg SC, Schooler NR, Hogarty GE, Roper M (1977) Prediction of relapse in schizophrenic outpatients treated by drug and sociotherapy. Arch Gen Psychiatry 34: 171–184

Häfner H, Heiden W van der (1986) The contribution of European case registers to research on schizophrenia. Schizophr Bull 12: 26–51

Hansell N, Willis GL (1977) Outpatient treatment of schizophrenia. Am J Psychiatry 134: 1082–1086

Harding CM, VBrooks GW, Ashikaga T, Strauss JS, Breier A (1987 a) The Vermont longitudinal study of persons with severe mental illness. I. Methodology, study sample, and overall status 32 years later. Am J Psychiatry 144: 728–726

Harding CM, Zubin J, Strauss JS (1987 b) Chronicity in schizophrenia: Fact, partial fact, or artifact? Hosp Community Psychiatry 38: 477–486

Hare E (1986) Aspects of the epidemiology of schizophrenia. Br J Psychiatry 149: 554–561

Harrow M, Grossmann LS (1984) Outcome in schizoaffective disorders: A critical review and reevaluation of the literature. Schizophr Bull 10: 87–108
Hartmann W, Kind J, Meyer JE, Müller P, Steuber H (1980) Neuroleptic drugs and the prevention of relapse in schizophrenia: A workshop report. Schizophr Bull 6: 536–543
Hawk AB, Carpenter WT, Strauss JS (1975) Diagnostic criteria and five-year outcome in schizophrenia. Arch Gen Psychiatry 32: 343–347
Heimann H (1983) Methodische Probleme der Wirksamkeitsprüfung von Neuroleptika im Rahmen der Langzeit-Therapie. In: Hippius H, Klein HE (Hrsg) Therapie mit Neuroleptika. Perimed Fachbuch-Verlagsgesellschaft, Bamberg
Helmchen H (1978) Forschungsaufgaben bei psychiatrischer Langzeitmedikation. Nervenarzt 49: 534–538
Helzer JE, Kendell RE, Brockington IF (1983) Contribution of the six-month criterion to the predictive validity of the DSM-III definition of schizophrenia. Arch Gen Psychiatry 40: 1277–1280
Herz MI, Melville Ch (1980) Relapse in schizophrenia. Am J Psychiatry 137: 801–805
Herz MI, Szymanski HV, Simon JC (1982) Intermittent medication for stable schizophrenic outpatients: an alternative to maintenance medication. Am J Psychiatry 139: 918–922
Herz MI, Glazer WM, Mostert MA et al. (1991) Intermittent vs maintenance medication in schizophrenia. Two-year results. Arch Gen Psychiatry 48: 333–339
Hogarty GE (1977) Treatment and the course of schizophrenia. Schizophr Bull 3: 587–599
Hogarty GE, Ulrich RF (1977) Temporal effects of drug and placebo in delaying relapse in schizophrenia. Arch Gen Psychiatry 36: 585–590
Hogarty GE, Goldberg SC, Schooler NR, Ulrich RF (1973) Drug and sociotherapy in the aftercare of schizophrenic patients. I. One-year relapse rates. Arch Gen Psychiatry 28: 54–64
Hogarty GE, Goldberg SC, Schooler NR, Ulrich RF (1974) Drug and sociotherapy in the aftercare of schizophrenic patients. II. Two-year relapse rates. Arch Gen Psychiatry 31: 603–608
Hogarty GE, Ulrich RF, Mussare F, Arishgueta N (1976) Drug discontinuation among long term, successfully maintained schizophrenic outpatients. Dis Nerv Syst 37: 494–500
Hogarty GE, Scholler BR, Ulrich R, Mussare F, Ferro P, Herron E (1979) Fluphenazine and social therapy in the aftercare of schizophrenic patients: Relapse analysis of a two-year controlled study of fluphenazine decanoate and fluphenazine hydrochloride. Arch Gen Psychiatry 36: 1283–1294
Huber G, Gross G, Schüttler R (1979) Schizophrenie: Eine Verlaufs- und sozialpsychiatrische Langzeitstudie. Springer, Berlin Heidelberg New York
Johnson DAW (1984) Observations on the use of long-acting depot neuroleptic injections in the maintenance therapy of schizophrenia. J Clin Psychiatry 45: 12–21
Jolley AG, Hirsch SR, McRink A, Manchanda R (1989) Trial of brief intermittent neuroleptic prophylaxis for selected schizophrenic outpatients: clinical outcome at one year. Br Med J 298: 985–990
Jolley AG, Hirsch SR, Morrison E, McRink A, Wilson L (1990) Trial of brief intermittent neuroleptic prophylaxis for selected schizophrenic outpatients: clinical and social outcome at two years. Br Med J 301: 837–842
Kane JM, Marder SR (1993) Psychopharmacologic treatment of schizophrenia. Schizophr Bull 19: 287–302
Kane JM, Rifkin A, Quitkin F, Nayak D, Ramoslorenzi J (1982) Fluphenazine versus placebo in patients with remitted, acute first-episode schizophrenia. Arch Gen Psychiatry 39: 70–73
Kane JM, Honigfeld G, Singer J, Meltzer HY (1988) Clozapine for the treatment-resistant schizophrenic: A double-blind comparison with chlorpromazine. Arch Gen Psychiatry 45: 789–796
Kendell RE, Brockington IF, Leff JP (1979) Prognostic implications of six alternative definitions of schizophrenia. Arch Gen Psychiatry 36: 25–31
Kendler KS, Gruenberg AM, Tsuang MT (1985) Subtype stability in schizophrenia. Am J Psychiatry 142: 827–832

Kissling W, Kane JM, Barnes TRE et al. (1991) Guidelines for neuroleptic relapse prevention in schizophrenia: Towards a consensus view. In: Kissling W (ed) Guidelines for neuroleptic relapse prevention in schizophrenia. Springer, Berlin Heidelberg New York Tokyo, pp 155–163

Kokes RF, Strauss JS, Klorman R (1977) Premorbid adjustment in schizophrenia: Part II. Measuring premorbid adjustment: The instruments and their development. Schizophr Bull 3: 186–213

König P (1992) Kontrolluntersuchungen bei neuroleptischer Therapie. In: Riederer P, Laux G, Pöldinger W (Hrsg) Neuro-Psychopharmaka, Bd. 4. Springer, Wien, S 127–130

Langfeldt G (1937) The prognosis in schizophrenia and the factors influencing the course of the disease. Munksgaard, Kopenhagen

Lehmann HE (1975) Psychopharmacological treatment of schizophrenia. Schizophr Bull 13: 27–45

Lieberman JA (1993) Prediction of outcome in first-episode schizophrenia. J Clin Psychiatry 54/3 [Suppl]: 13–17

Marder SR, Hubbard JW, Van Putten T, Midha KK (1989) Pharmacokinetics of long-acting injectable neuroleptic drugs: clinical implications. Psychopharmacology 98: 433–439

Marder SR, Midha KK, Van Putten T et al. (1991) Plasma levels of fluphenazine in patients receiving fluphenazine decanoate: Relationship to clinical response. Br J Psychiatry 158: 658–665

May PRA, Goldberg SC (1978) Prediction of schizophrenic patients' response to pharmacotherapy. In: Lipton MA, Dimascio A, Killam KF (eds) Psychopharmacology: a generation of progress. Raven Press, New York, pp 1139–1153

May PRA, Tuma AH, Yale C, Potepan P, Dixon WJ (1976) Schizophrenia – a follow-up study of results of treatments. II. Hospital stay over two to five years. Arch Gen Psychiatry 33: 481–506

Möller HJ, Scharl W, Zerssen D von (1984) Strauss-Carpenter-Skala: Überprüfung ihres prognostischen Wertes für das 5-Jahres-„Outcome" schizophrener Patienten. Eur Arch Psychiatry Neurol Sci 234: 112–117

Pietzcker A (1978) Langzeitmedikation bei schizophrenen Kranken. Nervenarzt 49: 518–553

Pietzcker A (1985) A German multicenter study on the long-term treatment of schizophrenic outpatients. Pharmacopsychiatry 18, 333–338

Pietzcker A, Helmchen H (1983) Die Stellung der Neuroleptika im Gesamtbehandlungsplan schizophrener Psychosen. In: Hippius H, Klein HE (Hrsg) Therapie mit Neuroleptika. Perimed Fachbuch-Verlagsgesellschaft Bamberg

Pietzcker A, Gaebel W, Köpcke W et al. (1986) A German multicenter study on the neuroleptic long-term treatment of schizophrenic patients. Preliminary report. Pharmacopsychiatry 19: 161–166

Pietzcker A, Gaebel W, Köpcke W, Linden M, Müller P, Müller-Spahn F, Tegeler J (1993) vs Intermittent vs maintenance neuroleptic long-term treatment in schizophrenia – two-year results of a German multicenter study. J Psychiatr Res 27: 321–339

Rifkin A, Quitkin F, Rabiner CJ, Klein DF (1977) Fluphenazine decanoate, fluphenazine hydrochloride given orally and placebo in remitted schizophrenics. I. Relapse rates after one year. Arch Gen Psychiatry 34: 43–47

Schooler NR (1991) Maintenance medication for schizophrenia: strategies for dose reduction. Schizophr Bulletin 17: 311–324

Schooler NR, Keith SJ, Severe JB, Matthews SM (1993) Treatment strategies in schizophrenia: effects of dosage reduction and family management on outcome. Schizophr Research 9: 260

Stephens JH (1978) Long-term prognosis and follow-up in schizophrenia. Schizophr Bull 4: 25–48

Strauss JS, Carpenter WT (1972) The prediction of outcome in schizophrenia. I. Characteristics of outcome. Arch Gen Psychiatry 27: 739–746

Strauss JS, Carpenter WT (1974) The prediction of outcome in schizophrenia. II. Relationships between predictor and outcome variables: A report from the WHO International Pilot Study of Schizophrenia. Arch Gen Psychiatry 31: 37–42

Strauss JS, Carpenter WT (1977) Prediction of outcome in schizophrenia. III. Five-year outcome and its predictors. Arch Gen Psychiatry 34: 159–163
Strauss JS, Carpenter WT, Bartko JJ (1974) The diagnosis and understanding of schizophrenia. Part III: Speculations on the processes that underlie schizophrenic symptoms and signs. Schizophr Bull 11: 61–69
Strömgren E (1987) Changes in the incidence of schizophrenia? Br J Psychiatry 150: 1–7
Torrey EF (1987) Prevalence studies in schizophrenia. Br J Psychiatry 150: 598–608
Tsuang MT, Woolson RF, Fleming JA (1979) Long-term outcome of major psychoses. I. Schizophrenia and affective disorders compared with psychiatrically symptom-free surgical conditions. Arch Gen Psychiatry 39: 1295–1301
Vaillant GE (1963) The natural history of the remitting schizophrenias. Am J Psychiatry 120: 367–376
Vaughn CE, Snyder KS, Jones S, Freeman WB, Falloon LRH (1984) Family factors in schizophrenic relapse: Replication in California of the British research on expressed emotion. Arch Gen Psychiatry 41: 1169–1177
Westermeyer JF, Harrow M (1984) Prognosis and outcome using broad (DSM-II) and narrow (DSM-III) concepts of schizophrenia. Schizophr Bull 10: 624–637
World Health Organization (WHO) (1979) Schizophrenia. An international follow-up study. Wiley, Chichester New York
Wyatt RJ (1991) Neuroleptics and the natural course of schizophrenia. Schizophr Bull 17: 325–351

Clozapin in der Rezidivprophylaxe

A. Klimke, E. Klieser und W. Lemmer

Die Wirksamkeit der klassischen Neuroleptika zur Rezidivprophylaxe schizophrener Psychosen darf als gesichert gelten. Trotzdem kommt es in der klinischen Praxis etwa bei der Hälfte der vormals akut schizophren erkrankten Patienten innerhalb eines Jahres zu einem Rezidiv mit erneuter Hospitalisierung (Kissling 1991).

Ursächlich hierfür ist zunächst eine hohe Noncompliancerate von bis zu 75 %, für die neben unterschiedlichen therapeutischen Auffassungen über den individuellen Nutzen einer Langzeitneurolepsie wesentlich die Therapiemotivation des Patienten verantwortlich ist. Eine bedeutende Rolle für die Ablehnung der Langzeitneurolepsie spielen sowohl die typischen Begleitwirkungen der klassischen Neuroleptika (extrapyramidalmotorische Syndrome, insbesondere Parkinsonoid, neuroleptikabedingtes Antriebsmangelsyndrom; Akathisie); zunehmend werden aber auch die kognitiven und emotionalen Begleitwirkungen (Strauß u. Klieser, 1990) zur Erklärung herangezogen. Darüber hinaus darf aber nicht übersehen werden, daß auch bei ausreichender Dosierung und langer Behandlungsdauer unter Langzeitneurolepsie schizophrene Rezidive auftreten können.

Im Gegensatz zu den klassischen Neuroleptika fehlen bisher systematische Untersuchungen zu den Rezidivquoten unter einer Langzeitprophylaxe mit Clozapin. Klinische Erfahrungsberichte über erfolgreiche Langzeitbehandlungen mit Clozapin (Povlsen 1985; Kuha 1986) – etwa im Sinne einer erfolgreichen sozialen und beruflichen Integration (Lindström 1988) – legen eine rezidivprophylaktische Wirkung von Clozapin nahe. Auch aus der Wirksamkeit von Clozapin bei der Behandlung akuter schizophrener Psychosen (Kane et al. 1988) könnte in Analogie zu den klassischen Neuroleptika eine potentielle rückfallverhindernde Wirkung abgeleitet werden.

Als zugrundeliegender Mechanismus kommt die Blockade von Dopamin-D_2-Rezeptoren (wie bei den klassischen Neuroleptika) in Betracht. Clozapin hat allerdings eine nur mäßig ausgeprägte und erst in höherer Dosierung deutlichere D_2-Rezeptor-blockierende Wirkung, wie in PET-Untersuchungen gezeigt werden konnte (Farde u. Nordström 1992).

Trotz dieses pharmakologischen Einwands ist im Hinblick auf die Rezidivprophylaxe – in Analogie zur Akutbehandlung – zu fragen, ob Clozapin bei Patienten, die mit klassischen (Depot-) Neuroleptika nicht zufriedenstellend behandelt werden konnten, auch eine bessere rezidivprophylaktische Wirkung zeigt (s. Übersicht).

> *Rezidivprophylaxe mit Clozapin?*
>
> *Pharmakologischer Wirkmechanismus:*
> - D_2-Antagonismus schwächer als bei klassischen NL
> - möglicherweise zusätzliche rezidivprophylaktische Mechanismen:
> 5-HT_{-2}-Antagonismus?
> D_1-Antagonismus?
> D_4-Antagonismus.
>
> *Compliance und Verträglichkeit:*
> - Fehlen extrapyramidalmotorischer Begleitwirkungen,
> - Langzeitwirkung auf Negativsymptomatik/Anergie durch Steigerung Dopamin-Release im präfrontalen Cortex bzw. durch 5-HT_2-Antagonismus,
> - antidepressive Wirkung (bzw. keine Induktion/Verstärkung des postremissiven Erschöpfungssyndroms);
>
> *aber:* spezifische Clozapinbegleitwirkungen einschließlich Granulozytopenie/Agranulozytose.

D_1 Dopamin-D_1-Rezeptor; D_4 Dopamin-D_4-Rezeptorsubtyp (D_2-Familie); *5-HT-2* Serotonin-S_2-Rezeptor.

Diese Vermutung liegt nahe, weil Clozapin bei einem Teil der akut schizophrenen Patienten, die sich gegenüber einer Behandlung mit klassischen Dopamin-D_2-Rezeptorblockern therapieresistent gezeigt hatten, klinisch wirksam ist. Der pharmakologische Mechanismus hierfür ist bisher nicht aufgeklärt (Markstein 1993).

Darüber hinaus gibt es Hinweise, daß Clozapin im Gegensatz zu klassischen Neuroleptika über eine Steigerung der Freisetzung von Dopamin im präfrontalen Kortex auch auf schizophrene Negativsymptome wie Antriebsmangel/Anergie eine positive Wirkung hat. Das Fehlen extrapyramidalmotorischer Symptome sowie eine geringere bis fehlende Auslösung eines neuroleptikainduzierten akinetisch-dyskognitiven Syndroms kann sich zudem positiv auf die Compliance auswirken.

Im Rahmen einer Querschnittsuntersuchung an ambulanten Patienten der Poliklinik der RLHK Düsseldorf sollte untersucht werden, ob und ggf. welche rezidivprophylaktische Wirkung Clozapin im Vergleich zu klassischen Neuroleptika hat.

Methodik

Im Januar 1994 wurden in der Leponex-Ambulanz im Rahmen der Poliklinik der RLHK 118 Patienten betreut. Von diesen Patienten waren 89 bereits ein Jahr zuvor unter Clozapin in poliklinischer Behandlung. In die vorliegende Untersuchung wurden nur diejenigen 53 Patienten einbezogen, deren Krankheitsverlauf seit Ersteinstellung auf Clozapin in der RLHK anhand der vorhandenen Krankengeschichten und Ambulanzakten lückenlos dokumentiert war.

Neben einer Diagnose nach der ICD-9 wurde das Zustandsbild der Patienten zum Zeitpunkt der Entlassung nach der Ersteinstellung auf Clozapin in drei Stufen definiert, wobei zwischen Vollremission, reinem Defekt- bzw. Negativsyndrom und persistierender chronisch-schizophrener Symptomatik (z. B. fortbestehender systematisierter Wahn, gelegentliches „Stimmenhören") unterschieden wurde.

Hauptziel der Untersuchung war die Ermittlung der jährlichen Rezidivquote unter Clozapin, die bei den vorbehandelten Patienten mit der Rezidivquote unter klassischen Neuroleptika verglichen werden sollte.

Unter einem Rezidiv wurde eine Rehospitalisierung verstanden, die bei Patienten mit Vollremission bzw. reiner Defektsymptomatik aufgrund des Wiederauftretens produktiv-psychotischer Symptome bzw. bei chronisch-schizophrenen Patienten aufgrund einer erheblichen Verschlechterung der psychotischen Symptome erfolgen mußte.

Die statistische Bewertung erfolgte im Rahmen einer Spiegeluntersuchung. Die jährliche Rezidivquote unter klassischen Neuroleptika bzw. unter Clozapin sollte intraindividuell für einen gleichen Zeitraum vor und nach der Umstellung der Medikation verglichen werden (t-Test für verbundene Stichproben). Um gleiche Zeiträume zu erhalten, wurde jeweils der kürzere der beiden Beobachtungszeiträume zugrunde gelegt. Da bei Spiegelung des Behandlungsverlaufs zum Zeitpunkt der stationären Umstellung auf Clozapin bei allen Patienten mindestens ein Rezidiv unter klassischen Neuroleptika vorausgegangen sein muß, wurde, um ein Bias zu Ungunsten der Vorbehandlung zu vermeiden, diese Hospitalisierung nicht als Rezidiv berücksichtigt (Tegeler u. Lehmann 1981).

Schließlich wurde die Inzidenz von Begleitwirkungen mit Konsequenz für die Therapie (Grad 2), bzw. die zum Absetzen führten (Grad 3), erfaßt und mit derjenigen unter stationärer Clozapinbehandlung verglichen.

Ergebnisse

Bei 42 der in die Untersuchung eingeschlossenen 53 Patienten war nach der Erstmanifestation psychotischer Symptome zunächst eine Rezidivprophylaxe mit klassischen Neuroleptika (in der Regel Depotneuroleptika) erfolgt. 11 Patienten wurden hingegen bereits während des ersten stationären Aufenthalts aufgrund von Therapieresistenz bzw. unzumutbaren extrapyramidalmotorischen Begleitwirkungen auf Clozapin eingestellt.

Patientencharakteristika

Einige der Charakteristika der untersuchten Patienten sind in Tabelle 1 dargestellt. Auffällig ist, daß zu 89 % überwiegend das männliche Geschlecht vertreten war, im Gegensatz zu den stationär mit Clozapin behandelten Patienten, die eine aus-

Tabelle 1. Patientencharakteristika

n=53 (47 m, 6 w)	m	(S. D.)	von–bis
Aktuelles Alter (Jahre)	38,8	(10,9)	23–66
Ersterkrankungsalter (Jahre)	25,1	(7,2)	16–45
Männer	24,4	(6,4)	
Frauen	30,6	(11,6)	
Anzahl Hospitalisierungen	4,4	4,1	1–25
Krankheitsdauer bei Clozapinbeginn (Jahre)	5,1	7,6	0–35
Aktuelle Clozapindosis (mg/Tag)	214	135	25–550
Clozapinbehandlungsdauer (Monate)	60,3	22,8	13–98

gewogene Geschlechterverteilung zeigten. Die Gründe hierfür sind unklar. Möglicherweise bestand bei Patientinnen eine stärkere Bindung an den bisher behandelnden niedergelassenen Arzt, der auch nach der Entlassung wieder aufgesucht wurde. Bei den männlichen Patienten könnte eine stärker fehlende soziale und familiäre Einbindung eine Rolle bei der Vermittlung einer poststationären Betreuung durch unsere Poliklinik gespielt haben.

Das mittlere Ersterkrankungsalter (Auftreten erster produktiv-psychotischer Symptome) lag, in Übereinstimmung mit epidemiologischen Untersuchungen, bei den Männern erwartungsgemäß signifikant niedriger als bei den Frauen.

Die mittlere Krankheitsdauer bei Beginn der ersten Clozapinbehandlung entsprach mit 5,1 Jahren der nachfolgenden Beobachtungsdauer unter Clozapin.

Diagnostisch handelte es sich überwiegend um paranoid-halluzinatorische Schizophrenien (n=34), gefolgt von schizoaffektiven Psychosen (n=11), Hebephrenie (n=6) und Katatonie (n=2).

Die Indikation für die erste Behandlung mit Clozapin war bei 41,5 % die Therapieresistenz allein trotz guter Verträglichkeit, ausreichender Dosierung und Behandlungsdauer unter klassischen Neuroleptika. Bei 28,3 % waren es umgekehrt trotz guter Wirksamkeit der klassischen Neuroleptika unzumutbare Nebenwirkungen (bei 10 Patienten massiv ausgeprägte Spätdyskinesien), während bei 30,2 % Therapieresistenz bei aufgrund von Nebenwirkungen nicht voll ausdosierter klassischer Neurolepsie die Indikation darstellte.

Nach der erstmaligen stationären Behandlung mit Clozapin wiesen 24 Patienten (45,3 %) eine Vollremission, 16 Patienten (30,2 %) eine reine Minussymptomatik und 13 Patienten (24,5 %) eine chronisch-produktive Restsymptomatik auf.

Begleitmedikation

Bei 39,6 % der rezidivprophylaktisch mit Clozapin behandelten Patienten wurde während des gesamten Behandlungsverlaufs eine Monotherapie durchgeführt. Die übrigen Patienten erhielten zu irgendeinem Zeitpunkt eine Kombinationsbehandlung (Tabelle 2) über mindestens 4 Wochen.

Betrachtet man den Anteil der Patienten, die aktuell eine Kombinationsbehandlung erhalten, im Vergleich zu stationären Patienten unter Clozapin (Gaebel et al. 1994), so sinkt der Anteil der Kombinationen mit Benzodiazepinen (24,5 vs. 74,1 %), hoch- und niederpotenten Neuroleptika sowie Betablockern deutlich ab. Unverändert liegt der Anteil der Kombination mit Depotneuroleptika um 13 %, deren längerfristige Kombination zur Rezidivprophylaxe offenbar schon während des stationären Behandlungsbeginns intendiert war.

Tabelle 2. Begleitmedikation

	E	Z	N	D	Aktuell [%]	Stationär (n=273) [%]
Benzodiazepine	4	3	6	7	13 24,5	74,1
Hochpotentes NL	1	1	1	–	1 1,9	9,6
Niederpotentes NL	1	–	–	3	3 5,7	11,2
Depot-NL	1	–	3	4	7 13,2	13,7
Antidepressiva	–	4	1	3	4 7,5	11,7
Anticholinergika	1	1	1	5	6 11,3	13,7
Lithium	1	1	3	2	5 9,4	3,0
Carbamazepin	–	1	–	–	– –	8,6
β-Blocker	–	2	–	1	1 1,9	7,6
Ergotaminderivate	–	2	1	4	5 9,4	•
Andere	1	–	–	3	3 5,7	•
Monotherapie	–	–	–	–	– 39,6	27,8

NL Neuroleptikum
E Nach Entlassung abgesetzt.
Z Nur zwischenzeitlich.
N Ambulant neu angesetzt bis heute.
D Durchgehend von Entlassung bis heute.
• nicht erfaßt.

Rezidivprophylaktische Wirkung

Tabelle 3 stellt die absolute Anzahl aller Rezidive und die kumulativen Beobachtungszeiträume über alle Patienten vor und nach Clozapin dar, wobei auch die 11 Patienten eingeschlossen sind, die bereits nach ihrer Ersthospitalisierung Clozapin zur Rezidivprophylaxe erhielten.

Unter Clozapin zeigt sich eine deutlich geringere jährliche Rezidivrate von 0,16 gegenüber 0,56 unter klassischen Neuroleptika. Zwar waren unter den mit Clozapin behandelten Patienten 11 Ersterkrankte, bei denen eine günstigere Prognose anzunehmen ist. Die Reduktion der jährlichen Rezidivrate war aber nicht hierauf zurückzuführen (0,15 vs. 0,16 bei vorhergehender klassischer Rezidivprophylaxe).

Allerdings könnte dieses für Clozapin sehr günstige Ergebnis dadurch beeinflußt worden sein, daß bei den vorbehandelten Patienten das mittlere Beobachtungsintervall unter Clozapin deutlich kürzer als unter klassischer Rezidivprophylaxe war.

Tabelle 3. Rezidivraten

	Klassische Neuroleptika			*Clozapin*		
	Gesamtzahl Rezidive	Beobachtungszeit kumulativ (Monate)	Jährliche Rezidivrate	Gesamtzahl Rezidive	Beobachtungszeit kumulativ (Monate)	Jährliche Rezidivrate
Alle (n=53)	–	–	–	40	2995	0,16
Ersterkrankte (n=11)	–	–	–	9	711	0,15
Vorbehandelte (n=42)	163	3505	0,56	31	2284	0,16
Vollremission (n=24)	49	1371	0,43	14	1288	0,13
Defektsyndrom (n=16)	65	1184	0,66	15	934	0,19
Chronisch-produktiv (n=13)	49	950	0,62	11	733	0,17

Zur statistischen Auswertung wurde daher bei den 42 rezidivprophylaktisch vorbehandelten Patienten die „Spiegelmethode" angewendet (Tegeler u. Lehmann 1981). Dabei wurde beim gleichen Patienten der jeweils kürzere Beobachtungszeitraum (klassische Neuroleptika vs. Clozapin, Abb. 1) zugrunde gelegt, und die Anzahl der Rezidive in diesem Zeitraum neu berechnet.

Obwohl zur Vermeidung eines Bias zuungunsten der Vorbehandlung jeweils ein Rezidiv unter klassischen Neuroleptika nicht berücksichtigt wurde, ergibt sich immer noch eine deutliche, statistisch signifikante Überlegenheit zugunsten von Clozapin (Tabelle 4).

Die jährliche Rezidivrate wurde gegenüber der Vorbehandlung mit klassischen Neuroleptika von 0,48 auf 0,21 unter Clozapin reduziert ($p < 0,01$).

Berücksichtigt man das klinische Syndrom nach der ersten stationären Einstellung auf Clozapin, so zeigt sich die deutlichste Reduktion der Rezidivrate in der Gruppe der Defektsyndrome (von 0,71 auf 0,27 Rezidive pro Jahr). Dies liegt daran, daß mehrere Patienten in dieser Gruppe erst unter Clozapin eine Remission der jahrelang bestehenden chronisch-produktiven Restsymptomatik zeigten, also partielle Nonresponder auf klassische Neuroleptika waren. Die Rezidivraten unter Clozapin zeigen hingegen keinen bedeutsamen Unterschied in Abhängigkeit vom klinischen Syndrom.

Dosis

In der Gesamtgruppe zeigt sich im Zeitverlauf eine deutliche Reduktion der verordneten mittleren Clozapintagesdosis von 297 mg (S. D.: 125) zum Zeitpunkt der ambulanten Erstbehandlung auf 214 mg (S. D.: 135) zum Zeitpunkt der Untersuchung im Februar 1993.

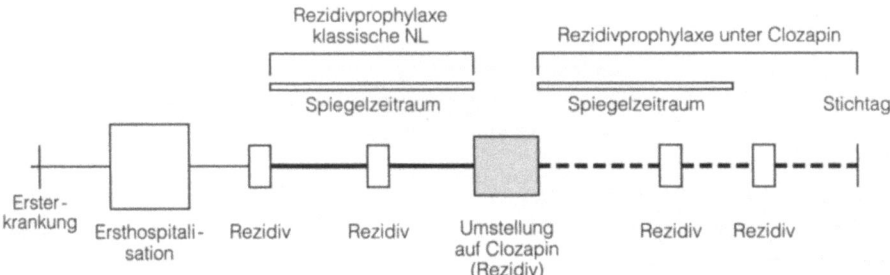

Abb. 1. Zur statistischen Auswertung wurde bei den 42 rezidivprophylaktisch vorbehandelten Patienten die „Spiegelmethode" angewendet (Tegeler u. Lehmann 1981). Dabei wurde beim gleichen Patienten der jeweils kürzere Beobachtungszeitraum („Spiegelzeitraum") zugrundegelegt, und die Anzahl der Rezidive in diesem Zeitraum unter klassischen Neuroleptika bzw. unter Clozapin neu berechnet. Zur Vermeidung eines Bias zuungunsten der Vorbehandlung wurde das Rezidiv unter klassischen Neuroleptika, das zur Umstellung auf Clozapin führte, unberücksichtigt gelassen

Tabelle 4. Mittlere jährliche Rezidivraten im Spiegelvergleich

	Mittlere Beobachtungsdauer (Monate)		Jährliche Rezidivrate unter klassischen Neuroleptika[a]		Jährliche Rezidivrate unter Clozapin	
	m	S. D.	m	S. D.	m	S. D.
Alle (n=42)	41,8	24,1	0,48[*]	0,66	0,21[*]	0,30
Vollremission (n=20)	36,3	27,6	0,32	0,44	0,17	0,35
Defektsyndrom (n=11)	48,6	25,6	0,71	1,1	0,27	0,26
Chronisch-produktiv (n=11)	45,1	12,3	0,52	0,42	0,21	0,25

* $p < 0{,}01$, t-Test für verbundene Stichproben.
[a] Zur Vermeidung eines Bias zuungunsten der Vorbehandlung mit klassischen Neuroleptika wurde das Rezidiv, das zur Umstellung auf Clozapin führte, nicht mit berücksichtigt.

Im Gegensatz zu den Patienten mit Vollremission und reinem Defektsyndrom bestand hinsichtlich der täglichen Clozapindosis bei der Gruppe der auch unter Clozapin chronisch produktiven Patienten zum Zeitpunkt der Ersteinstellung und der aktuellen Behandlungsdosis nach im Mittel fünf Jahren kein nennenswerter Unterschied (Abb. 2).

Begleitwirkungen

Bei 23 Patienten (43 %) traten im langjährigen Behandlungsverlauf keine Begleitwirkungen vom Schweregrad 2 (Therapieänderung erforderlich) bzw. 3 (Absetzen) auf, die in ihrer Häufigkeit denjenigen während der stationären Therapie gegenübergestellt wurden (Tabelle 5).

Bei den übrigen Patienten waren die drei häufigsten Begleitwirkungen mit Therapiekonsequenz Klagen über Sedation und Müdigkeit (22,6 %), Hypersalivation (15,1 %) und Hypotension (13,2 %). Sedation und Müdigkeit führten häufig zu einer Dosisreduktion, die in einer Reihe von Fällen bis hin zum eigenmächtigen Absetzen und nachfolgendem Rezidiv vom Patienten gefordert wurde. Therapiekonsequenz einer ausgeprägten Hypersalivation war in der Regel die Verordnung eines Anticholinergikums (z. B. Atropin), während bei Hypotonie ein Antihypotonikum (z. B. Dihydroergotamin) kombiniert wurde.

Die für den stationären Behandlungsbeginn bei höherer Dosierung charakteristischen Störungen wie Delir oder Hyperthermie sowie andere anticholinerge Be-

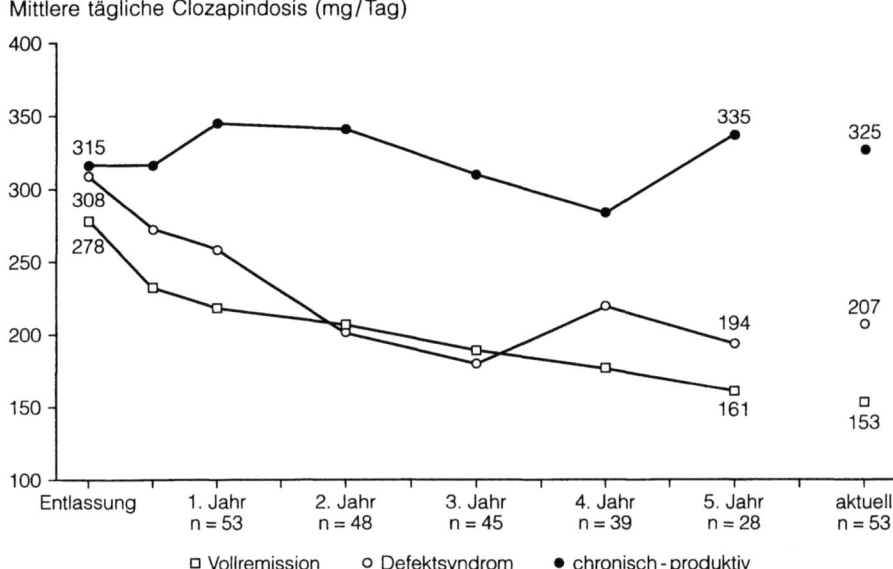

Abb. 2. Die Behandlungsdosis wurde nach klinischen Gesichtspunkten festgesetzt (planmäßige Reduktion bei jahrelanger Rezidivfreiheit, kein erneuter Reduktionsversuch bei Rezidiven unter früherer Dosisreduktion). Bei Patienten mit chronisch-produktiver Restsymptomatik lag die mittlere Behandlungsdosis gegenüber den Patienten mit Vollremission bzw. reiner Defektsymptomatik deutlich höher

gleitwirkungen (Miktionsstörungen, Akkomodationsstörungen) traten während der ambulanten Behandlung nicht auf.

Ein Krampfanfall ereignete sich bei einer älteren Patientin unter einer Kombination mit Lorazepam, wobei eine hirnorganische Vorschädigung bekannt war.

Bei nur einem Patienten (1,9 %), bei dem allerdings anamnestisch früher ein phasenweiser Alkoholabusus bekannt war, trat eine passagere Leberwerterhöhung auf.

Bei 3 Patienten wurde das Auftreten eines entzündlichen Prozesses registriert. Ein 38jähriger Patient entwickelte zunächst generalisierte Follikulitiden und in der Folge einen Scrotumabszeß, ein 32jähriger Patient entwickelte eine Acne conglobata mit der Notwendigkeit einer chirurgischen Abszeßspaltung, und ein 30jähriger Patient wies nach einer offenen Unterschenkelfraktur über mehrere Monate massive Wundheilungsstörungen auf, die chirurgisch behandelt werden mußten. Weitere 3 Patienten litten im Behandlungsverlauf an einer HNO-ärztlich behandlungsbedürftigen Nasennebenhöhleninfektion.

Ein weiteres Problem in der Langzeitbehandlung stellte die Gewichtszunahme unter Clozapin dar, die durchschnittlich zwischen 3 (bei Frauen) und 4 kg (bei Männern) betrug, in mehreren Fällen betrug die bleibende Gewichtszunahme mehr als 10 kg, bei einer Patientin sogar 20 kg. Gewichtszunahme führte bei unseren

Tabelle 5. Begleitwirkungen (Schweregrad 2 und 3)

Keine: 23 Pat. (43 %)

	Monotherapie (n=16)	Kombination (n=14)	Alle (n=53)	[%]	Stationär (n=273) [%]
Obstipation	1	1	2	3,7	4,8
Übelkeit	–	–	–	–	2,2
Gewichtszunahme		2	2	3,7	
Miktionsstörungen	–	–	–	–	1,5
Visus/Akkomodationsstatus	–	–	–	–	4,8
Nächtliches Schwitzen	–	1	1	1,9	•
Hypersalivation	4	4	8	15,1	2,2
Sedation/Müdigkeit	7	5	12	22,6	15,4
Hypotension	5	2	7	13,2	8,8
Hypertension (neu)	–	–	–	–	1,5
Tachykardie	1	–	1	1,9	11,0
Delir	–	–	–	–	1,5
Hyperthermie	–	–	–	–	1,8
Leukopenie	–	–	–	–	1,5
Granulozytopen/ Agranulozytose	–	–	–	–	1,1
Leberwerterhöhung	1	–	1[a]	1,9	6,9
Krampfanfall	–	1	1[b]	1,9	1,1
Entzündlicher Prozeß	1	2	3[c]	5,7	•

Schweregrad 2 Begleitwirkung mit Konsequenz für Therapie (z. B. Dosisreduktion, Zusatzmedikation).
Schweregrad 3 Absetzen aufgrund von Begleitwirkungen.
[a] Phasenweiser Alkoholabusus.
[b] Hirnorganische Vorschädigung, Kombination mit Lorazepam.
[c] 1 Pat. mit rezidivierenden Follikulitiden, Skrotumabszeß; 1 Pat. mit Acne conglobata, Abszeßspaltung; 1 Pat. mit massiven Wundheilungsstörungen nach Fraktur.

ausgewählten (Langzeit-) Patienten nicht zu therapeutischen Konsequenzen, sie stellt aber nach unserer Erfahrung hinsichtlich der Compliance bzw. der Therapieabbrüche unter Clozapin ein nicht unerhebliches Problem dar.

Bei allen Patienten lagen entsprechend den Auflagen des Herstellers zunächst wöchentliche, nach 18 Behandlungswochen 4wöchentliche Differentialblutbilder vollständig vor. Leukopenien (<4000/µl) oder Granulozytopenien (<1500/µl) wurden nicht beobachtet.

Diskussion

Die vorliegende Untersuchung ergibt unter Clozapin praktisch gleiche jährliche Rezidivraten sowohl bei Ersterkrankten (0,15; n=11), als auch bei solchen schizophrenen Patienten, die früher mit klassischen (oralen oder Depot-) Neuroleptika rezidivprophylaktisch vorbehandelt wurden (0,16; n=42).

Der statistische Vergleich der Rezidivraten bei den vorbehandelten Patienten im Sinne einer Spiegeluntersuchung ergibt eine statistisch signifikante Reduktion der Rezidivraten unter Clozapin (p<0,1) auf weniger als die Hälfte.

Dieses Ergebnis wurde allerdings bei ausgewählten Patienten erzielt, nämlich bei solchen, die mindestens ein Jahr lang rezidivprophylaktisch mit Clozapin behandelt wurden. Nicht berücksichtigt wurden etwaige Therapieabbrüche aufgrund von Nebenwirkungen, Noncompliance oder Nonresponse für Clozapin.

Darüber hinaus kann aufgrund des Fehlens einer Vergleichsgruppe nicht gesagt werden, ob es sich um einen spezifischen Effekt von Clozapin handelt. In Frage kommen hier etwa die möglicherweise intensivere Betreuung von Clozapinpatienten (z. B. aufgrund der Notwendigkeit der regelmäßigen Blutbildkontrollen) oder eine von der Medikation unabhängige Abnahme der Hospitalisierungshäufigkeit im längeren Krankheitsverlauf.

Tegeler u. Lehmann (1981) fanden in einer Untersuchung zur Wirksamkeit von Depotneuroleptika gegenüber oralen Neuroleptika eine vergleichbare Reduktion der jährlichen Rezidivrate unter Depotneuroleptika von 0,80 auf 0,20.

Bei den von uns untersuchten Patienten handelte es sich allerdings um eine prognostisch und therapeutisch wesentlich ungünstiger ansprechende Subpopulation. Entweder waren unter der – überwiegend depotneuroleptischen – Vorbehandlung über viele Jahre unzumutbare Nebenwirkungen aufgetreten (bei 10 Patienten schwerste späte Hyperkinesen), oder es fehlte eine zufriedenstellende rezidivprophylaktische Wirkung. Auch bei den bereits während der ersten Hospitalisierung auf Clozapin eingestellten 11 Patienten wäre aufgrund von Nebenwirkungen bzw. Therapieresistenz eine Rezidivprophylaxe mit klassischen Neuroleptika nicht in Betracht gekommen.

Trotz der genannten Einschränkungen sprechen die vorliegenden Befunde eindeutig für eine gute rezidivprophylaktische Wirkung von Clozapin.

Die zur Prophylaxe akuter Exazerbationen notwendige Dosis wurde nicht systematisch variiert, sondern nach klinischen Gesichtspunkten festgesetzt (langsame Reduktion im Behandlungsverlauf planmäßig bzw. bei Auftreten von Nebenwirkungen, Dosiserhöhung bzw. keine Reduktion bei erneutem Rezidiv unter Clozapin).

Es ergab sich eine deutlich höhere mittlere Dosis bei Patienten mit chronisch produktiver Restsymptomatik (325 mg/Tag) gegenüber den Patienten mit Vollremission (um 150 mg/Tag) bzw. reiner Defektsymptomatik (um 200 mg/Tag). Hierbei kann es sich lediglich um ungefähre Richtwerte handeln. Im Einzelfall sind möglicherweise noch wesentlich geringere Dosen wirksam, wie kasuistische Beobachtungen zeigen, wo nach jahrelanger niedrigdosierter Clozapinprophylaxe (25 bzw. 50 mg/Tag) innerhalb von drei Monaten nach Absetzen erstmalig ein Rezidiv auftrat.

Weitere kontrollierte und prospektive Studien zur rezidivprophylaktischen Wirkung von Clozapin sind dringend notwendig. Wenn es zutrifft, daß die Rezidivrate bei prognostisch ungünstigen Patienten durch Clozapin wesentlich reduziert werden kann, hätte dieser Befund für den Krankheitsverlauf vieler schizophrener Patienten mindestens die gleiche Bedeutung wie der Nachweis der Wirkung von Clozapin bei therapieresistenter akuter Schizophrenie.

Literatur

Farde L, Nordström AL (1992) PET analysis indicates atypical dopamine receptor occupancy in clozapine-treated patients. Br J Psychiatry 160 [Suppl 17]: 30–33

Gaebel W, Klimke A, Klieser E (1994) Kombination von Clozapin mit anderen Psychopharmaka. In: Naber D, Müller-Spahn F (Hrsg) Clozapin – Pharmakologie und Klinik eines atypischen Neuroleptikums. Springer, Berlin Heidelberg New York, pp 43–58

Kane J, Honigfeld G, Singer J, Meltzer H (1988) Clozapine for the Treatment-Resistant Schizophrenic. Arch Gen Psychiatry 45: 865–867

Kissling W (1991) The current unsatisfactory state of relapse prevention in schizophrenic psychoses – suggestions for improvement. Clin Neuropharmacol 14 [Suppl 2]: 33–44

Kuha S, Miettinen E (1986) Long-term effect of clozapine in schizophrenia: A retrospective study of 108 chronic schizophrenics treated with clozapine up to 7 years. Nord Psychiatr Tidskr 40: 225–230

Lindström LH (1988) The effect of long-term treatment with clozapine in schizophrenia: A retrospective study in 96 patients treated with clozapine for up to 13 years. Acta Psychiatr Scand 77: 524–29

Markstein R (1994) Bedeutung neuer Dopaminrezeptoren für die Wirkung von Clozapin. In: Naber D, Müller-Spahn F (Hrsg) Clozapin – Pharmakologie und Klinik eines atypischen Neuroleptikums. Springer, Berlin Heidelberg New York Tokyo, S 5–16

Povlsen UJ, Noring U, Fog R, Gerlach J (1985) Tolerability and therapeutic effect of clozapine. Acta Psychiatr Scand 71: 176–85

Strauß WH, Klieser E (1990) Cognitive disturbances in neuroleptic therapy. Acta Psychiatr Scand 82 [Suppl 358]: 56–57

Tegeler J, Lehmann E (1981) A follow-up study of schizophrenic outpatients treated with depot-neuroleptics. Prog Neuropsychopharmacol 5: 79–90

Clozapin in der Langzeitbehandlung

J. M. Burchard

Definition

Die Langzeitbehandlung von Psychosen ist wohl ohne Übertreibung die Königsdisziplin der psychiatrischen Behandlungsverfahren. Sie ist zugleich die schwierigste Aufgabe, die ein Psychiater zu bewältigen hat, und gleichzeitig ist das Erreichen einer Langzeitbehandlung ein Ziel der vorherigen kürzeren Behandlungen. Vor allem zeichnen sich Langzeitbehandlungen (LZB) durch ihre Vielseitigkeit und den Einsatz multimodaler Methoden aus: Man behandelt sowohl klinisch wie ambulant, die pharmakologische Behandlung wird langzeitig von Suggestionseffekten, Verhaltensregulierung, dem Einsatz individuell ausgesuchter und zutreffender Elemente psychotherapeutischer Methoden begleitet. Unerläßlich sind auch kotherapeutische Funktionen anderer Personen, vor allem aus der Familie. Arbeitstherapien und arbeitsunterstützende Maßnahmen, Kunst, lese- und schreibtherapeutische Elemente, auch erzieherische Anteile und viele andere Übungen, die sich aus der jahrelangen Zusammenarbeit ergeben, sind integrierende Bestandteile. Je mehr derartiger Anteile eine LZB enthält, desto weniger ist der Arzt austauschbar, desto weniger ist auch die gesamte Therapie auf andere personelle Konstellationen übertragbar. Häufiger personeller Wechsel ist einer Langzeitbehandlung abträglich.

Geschichte

In den vergangenen 150 Jahren wurde pro Jahrzehnt etwa eine antipsychotische Kur bekannt. Ich nenne sie mit ihren hauptsächlichen Vorteilen (Tabelle 1).

Trotz dieser langen Vorgeschichte ist die Durchführung von LZB bei chronisch oder rezidivierend psychisch Kranken auch heute noch hochproblematisch. Zielobjekt der LZB ist nichts Geringeres als z. T. lebenslang gestörte angeborene Programme zu reparieren, einzudämmen, anzupassen, verfügbar zu machen. Außerdem muß bei vielen Patienten eine zunächst unbekannte Primärpersönlichkeit durch die LZB herausgearbeitet werden. Hinzu kommen Erschwerungen der Behandlung durch ein gestörtes Sozialfeld in Familie, Schule und Beruf. Diese werden vermehrt durch gesellschaftliche Widerstände gegen pharmakologische Langzeitbehandlungen.

Tabelle 1. Psychiatrische Langzeitbehandlungen

Jahr	Kur	Autoren	Vorteil
1844	Opium	Heute u. Engelken	Weniger toxisch als Belladonnaalkaloide
1869	Bromharnstoffderivate	Liebig	Ohne Opiatabhängigkeit
1869	Chloralhydrat		
1882	Paraldehyd		Antipsychotische Kuren
1885	Sulfonal		ohne Bromismus
1903	Veronal		
1922	Somnifen	Klaesi	
1933	Insulin	Sakel	Rasche antipsychotische
1934	Cardiazolschock	Meduna	Wirkung ohne Barbiturate
1938	Elektrokrampf	Cerlett u. Bini	Vereinzelt als Langzeittherapie angewandt
1949		Cade	Antimanisch, antidepressiv
1960	Lithium	Schou	Ohne körperliche Abhängigkeit (Antiperiodische Wirkung)
1952	Chlorpromazin	Delay u. Deniker	Antipsychotisch ohne Somnolenz, ohne Abhängigkeit
1952	MAO-Hemmer	Zeller	Antidepressive Kur ohne
1957	Antidepressiva	Kuhn	Suchtpotenz
1954	Reserpin	Weber	
1959	Haloperidol	P.A.J. Janssen	Hochpotent antipsychotisch ohne Sedierung
1966	Depotfluphenazin		Hochpotent antipsychotisch ohne tägliche Einnahme
1966, 1969	Clozapin	Gross/Langner u. Hippius	Antipsychotisch ohne extrapyramidale Nebenwirkungen
1971	Carbamazepin	Takezaki u. Hanaoka	AntiperiodischeWirkung
1973		Okuma et al.	ohne antithyreoidale Wirkung

Zu Beginn sehen Patient und Arzt sowie die soziale Umgebung nur eine diagnostisch unklare Erkrankung mit unbekannter Prognose zwischen Schicksalhaftigkeit und erhofften oder erreichbaren Therapiezielen.

Störgrößen und Widerstände

Etwas genauer besehen ist jede LZB bei einem psychisch kranken Menschen durch vielerlei Faktoren gefährdet. Die Mitwirkung des Patienten selbst wird traditionell als „Compliance" bezeichnet. Hinter diesem Begriff verbergen sich eine Reihe von Faktoren, die bei stärkerer Ausprägung eine LZB sogar unmöglich machen. In der Frühphase der Behandlung ist um die Einsicht der Kranken zu kämpfen und für eine positive Einstellung zur Behandlung zu werben. Dem steht aber eine bei vielen psychotischen Kranken, auch bei rezidivierend oder chronisch-depressiven, besonders aber bei manischen, schizoaffektiven und schizophrenen Patienten vorhandene „Lust am Leiden" entgegen. Einen Leidensdruck empfinden sie nur teilweise. Nicht selten ist zu Beginn der Leidensdruck durch die Behandlung größer als durch deren mögliche Vorteile. Die niedrige Compliance ist besonders ausgeprägt bei schweren und auch prognostisch ungünstigen Fällen. Jeder Kliniker – weniger die niedergelassenen Ärzte – kennt viele derartige Fälle. Wie wir aber wissen, wird ihre Zahl durch geduldig immer wieder angebotene Behandlungen verringert, auch durch längere stationäre Behandlung, bei denen ein Vertrauensverhältnis entsteht.

Ich erwähne an dieser Stelle auch die sehr große Problematik, die Familienangehörigen zu gewinnen und zu überzeugen.

Erwähnen möchte ich auch den häufig zu Unrecht bestehenden schlechten Ruf der Psychiatrie, der leider durch immer wieder bekannt werdende Qualitätsmängel aufrechterhalten wird. Hinzu kommt eine generelle Pillenangst der Menschen, die schon immer da war und ganz besonders bei den instinktiv gesteuerten Psychosekranken zum Krankheits- und Umwelterleben gehört. Besonders in den letzten Jahren hat sich in der Öffentlichkeit eine spezielle Psychopharmakaangst, gepaart mit Psychotherapiemoden, ausgebreitet. Der vorhandene Psychotherapieenthusiasmus kann derzeit kaum noch weiter ansteigen und dürfte in den nächsten Jahren einer nüchterneren Betrachtung weichen, wenn die häufig geringen Erfolge bekannt werden.

Auch durch andere Ärzte kann die Compliance der Patienten gefährdet werden, wenn die Nichtpsychiater somatisierte Beschwerden oder tatsächlich vorhandene andere Krankheiten überbewerten. Ein spezielles Phänomen ist hier gegenwärtig die „Pilzinvasion", die die Patienten alles aus einer generalisierten Mykose erklären läßt und zum Therapieabbruch führen kann. Auch arglos beantragte Kuren unterbrechen eine LZB vielfach, wenn nicht für eine Kontinuität gesorgt wird. Das gleiche gilt für Operationen mit längerem Krankenhausaufenthalt.

Generell besteht unter LZB wegen der starken Maskierung der Psychose (Burchard 1958) und dem Mimikryeffekt, die die Psychose wie eine Neurose aussehen lassen, eine besondere Gefahr der Umwidmung des ganzen schwerwiegenden Geschehens.

Hinzu kommt die erwähnte Spezialistengefahr bei Bagatellbeschwerden oder Hypochondrismen.

Je besser und gesünder die Patienten auf ihre Umgebung wirken und sich fühlen, desto höher wird der soziale Druck gegen eine Beibehaltung der LZB. Bei einem meiner Patienten möchte ich von einer Schraubstocksituation sprechen. Er wirkt auf Laien und auch auf seine Familie so, als ob ihm nur das letzte Quentchen Mut fehlen würde, es vergeht kein Tag ohne entsprechende Hinweise aus der Familie oder dem Freundeskreis. Da ein anderes Familienmitglied unbehandelt krank und dabei süchtig ist, sind Aussprachen mit der Familie blockiert.

Qualität

In der Gesundheits- und ärztlichen Standespolitik spielt der Begriff Qualitätskontrolle heute eine große Rolle. Versuchen wir einmal, Forderungen an die Qualität der LZB bei chronisch-rezidivierenden psychiatrisch Kranken zu stellen:

Eine Regelmäßigkeit der Medikationseinnahme und eine genügend hohe Dosierung sind unerläßlich. Die Kranken lernen, Soforteffekte ihrer Medikation zu erkennen und profitieren von den Langzeiteffekten, die die Steady-state-Therapie herbeiführt. Durch die Langzeiteffekte kommt es zunächst zu einer Mitigierung des psychotischen Krankheitsbilds, später zu einer Maskierung. Der Krankheitszustand ist im Untergrund verborgen, das Verhalten kann vollständig normalisiert sein, indessen führt ein Absetzversuch zur Demaskierung der Psychose.

Mimikryeffekte der LZB bewirken eine Umwandlung z. B. schizophren-psychotischer Krankheitsbilder in pseudodepressive und pseudoneurotische Zustände.

Durch den gleichzeitigen Psychotherapieeffekt werden für Patienten im Gespräch psychodynamischen Untersuchungen und Behandlungen, der Suggestion und für Verhaltensübungen und -änderungen zugänglich. Das Ziel einer LZB ist das Erreichen einer Symptomabnahme und Psychotherapiefähigkeit unter mehrdimensionaler Leitidee.

Eine asymptomatische latente Erkrankung unter LZB ist aber nicht erreichbar. Die Kranken werden durch belastende Erlebnisse in den ersten Jahren wieder in manifeste psychotische Verhaltensweisen gebracht. In späteren Jahren führen Bagatellfaktoren zu eher zögernd herausgegebenen und im Gespräch eingestandenen Alltagsängsten und -sorgen, Beschwerden, wie sie auch von Gesunden geäußert werden. Sie bedürfen ebenso sorgfältiger Beratung und Behandlung wie die vorerwähnten kleinen Rezidive.

Viele Aspekte des Lebens können Gegenstand der Therapie werden, so bestimmte Träume, Reisepläne, Haustiere, Krankheiten in der Familie, Probleme des Einkaufens und Ausgehens, der Haushaltsführung, der Schlafenszeit, die alle durch die Lupe der verbliebenen Erregbarkeit vergrößert werden.

Auch Nebenwirkungen bedürfen sehr sorgfältiger Überwachung, bei Clozapin sind dies besonders Obstipation, Übergewicht, Tachykardien, Hypersomnien.

Mit der Mitigierung der Psychose werden häufig psychosomatische Begleitkrankheiten erkennbar, wie essentielle Hypertonien, Migräne, myogen-vertebragene Beschwerden und andere mehr. Auch diese Teile der Erkrankung müssen schließlich einer Besserung zugeführt werden. Das Ziel ist, auch solche Ängste provozierende Teile der Psychose abzubauen und die Autonomie des Kranken im Alltag zu fördern.

Ein Qualitätsmerkmal einer LZB ist auch eine angepaßte Konsultationsfrequenz, die nach den Umständen variiert werden muß und ein Alarmierungssystem und Wochenendkonsultationen einschließen kann. Auch Krankenhauswiederaufnahmen, häufiger aber eine Arbeitsunfähigkeitsschreibung, die Attestierung von Berufsunfähigkeit und Erwerbungsunfähigkeit, die Erlangung einer Rente sind z. T. unentbehrlich (s. unten).

Bei den Blutbildkontrollen neigen die Patienten von sich aus zur Gleichgültigkeit, da dieses Problem keinen Leidensdruck erzeugt. Manche müssen ermahnt werden, die Kontrollen durchzuführen. Das Gelingen einer LZB setzt die Entwicklung eines Vertrauensverhältnisses zwischen Arzt, Patient und seiner Familie voraus. Der Arzt muß eine ganze, heile Person antizipieren, um dieses zunächst gar nicht sichtbare Ziel ansteuern zu können. Diese Anforderung ist hoch, da im Bereich der Schizophrenien eine enorme Mannigfaltigkeit besteht. Die Untersuchungen von Huber, Gross und Schüttler (1979) ergaben eine so große Fülle von Verlaufsformen und Krankheitsbildern, daß nur ein großer persönlicher Einsatz und eine durch die LZB hindurch erhaltene individuelle Kontaktsuche mit dem Ziel einer Rekonstruktion der Persönlichkeit zu den höchsten Qualitätsmaßstäben zu rechnen ist.

Es genügt nicht, die Familie miteinzubeziehen, sondern Eltern oder Ehepartner, Kinder und Freunde müssen zu therapeutischen Helfern gemacht werden. Zumindest eine Hauptbezugsperson, die kotherapeutische Funktionen hat, ist unerläßlich und sollte häufig den Konsultationen beiwohnen. Schließlich gehört zu den Qualitätsmerkmalen einer LZB die ständige Differentialdiagnose von Nebenwirkungen, die Herausarbeitung der Hauptwirkungen, der Auswirkungen der Grundkrankheit, die Abgrenzung von Nebenerkrankungen und andersartigen Krankheiten.

Von besonderer Wichtigkeit ist die differentielle Attribution bestimmter Variabler entweder zum Pharmakon oder zur Grundkrankheit. Beide Reihen von Phänomenen können verwechselt werden.

Auf eine Reduktionsmöglichkeit hinweisende Zeichen müssen angekündigt und ggf. auch diagnostiziert und von entsprechenden Konsequenzen gefolgt werden.

Während einer LZB müssen praktisch alle Organsysteme wie Blut, Kreislauf, Darm, Nieren, Haut, Haare und Genitalorgane sowie Wirbelsäule und die entsprechende Muskulatur überwacht werden. Auch das ZNS gibt dem die LZB durchführenden Arzt ständig Arbeit. Reste aus kognitiven Krankheitserscheinungen, normale Veränderungen, die häufige „Verblödungsangst" der Kranken und tatsächliche pharmakologische Nebenwirkungen können nur durch sehr differenzierte und immer wiederholte Befindensanalysen auseinandergehalten werden.

Dramatisch ist hierbei oft das Erreichen neuer Niveaus wie das Auftreten von Depressionen bei Schizophrenen oder der schon erwähnte Übergang in pseudoneurotische oder psychosomatische Stadien.

Nebenwirkungen

Generell müssen Psychopharmaka wie mit der Goldwaage oder wie mit der Mikrometerschraube hinsichtlich ihrer Dosierung eingestellt werden. Nebenwirkungen sind zu vermeiden und lassen sich am besten durch die Kombination nebenwirkungsarmer Psychopharmaka verschiedener Wirkstoffgruppen erreichen.

Ist einmal eine solche vorläufige Einstellung erreicht, können objektivierbare Belastungen und psychotische Schwankungen einen zunehmenden Bedarf ergeben. Bei längerer Dauer einer LZB entwickeln sich jedoch fast immer völlig konstante Dosen, die erst nach längerer Zeit reduziert werden können, aber nicht müssen. Die Grundlage der pharmakologischen Behandlung ist eine ständige Differentialdiagnose zwischen Auswirkung der vorhandenen Erkrankung, auftretenden Reaktionen und pharmakologischen Effekten. Die Patienten lernen, die jeweils richtige Attribution immer treffsicherer selbst durchzuführen, um autonomer zu werden.

„Primum nil nocere" muß das Grundprinzip pharmakologischer LZB sein und bleiben. Die Auswirkungen der Behandlung dürfen nicht schlimmer sein als die Krankheit selbst. Dieser Satz muß manchen Fachkollegen zur besonderen Beachtung ins Stammbuch geschrieben werden.

Zu den Aufgaben eines eine LZB betreibenden Arztes gehört vielfach der Neuaufbau einer andernorts mißlungenen Therapie. Nach wie vor ist eine weit verbreitete Blindheit gegenüber den Nebenwirkungen von typischen Neuroleptika zu beklagen. Antriebsmangel, Mutismus und Kontaktmangel werden nicht selten durch eine Parkinsonoid vorgetäuscht. Auch Negativsymptome werden extrapyramidal-motorisch vorgetäuscht, schließlich sogar Regressionen. Durch Akathisie infolge von Pharmaka wird Agitiertheit simuliert. Spätdyskinesien werden für Stereotypien gehalten.

Mancher ängstlich-depressive Kranke wurde schon für schizophren gehalten erhielt hochpotente Neuroleptika, bekam ein Parkinsonoid und mußte erleben, daß dies die Fehldiagnose einer schizophrenen Symptomatik bei seinen Ärzten noch verstärkte. Gleichzeitig entstehen lange Krankenhausaufenthalte nicht nur ohne jeden therapeutischen Fortschritt, sondern vielmehr unter wachsender Verzweiflung der Kranken.

Diese Vorkommnisse sind so häufig, daß man von einem schleichenden Psychiatrieskandal sprechen muß. Die Differentialdiagnose zwischen extrapyramidal-motorischen und schizophrenen Störungen ist lehrbar. Das größte Problem ist ein noch symptomarmer Parkinsonismus durch die gegebenen Neuroleptika. Die Kranken fallen nur dadurch auf, daß sie zu Boden blicken, die Arme leicht gebeugt halten, diskret zittern, amimisch sind und bei den Visiten als antriebsarm und an einer Wiederherstellung desinteressiert geschildert werden. Diese Phänomene werden nicht durch die schizophrene Grundkrankheit vorgetäuscht, sondern sind grundsätzlich pharmakogen, wenn nicht sogar in einigen – bei Älteren schwer abzugrenzenden – Fällen ein beginnender organischer Parkinsonismus zugrunde liegt.

Beim Übergang auf Clozapin kommt es oft innerhalb von 1–2 Wochen zu einer von den Patienten oft als befreiend erlebten Wiederherstellung der Compliance, zur Korrektur der extrapyramidalen Störungen und zur endlich eintretenden Besserung der Depression.

Es geht bei diesen auf Ausbildungs- und Supervisionsmängel zurückführenden Fehlern nicht um ein Festhalten an der Lehre von der unvermeidlichen extrapyramidalen Symptomatik in Verbindung mit antipsychotischen Wirkungen nach Haase (1961). Vielmehr geht es um eine Unfähigkeit, synchron psychiatrisch und neurologisch zu denken.

Über die bekannten Blutbildnebenwirkungen möchte ich mich aus Platzgründen nicht äußern. Ich erwähne nur, daß eine Untersuchung mit Jünge (1994) an 208 Krankenakten der Psychiatrischen Universitätsklinik Hamburg-Eppendorf aus den Jahren 1973–1986 eine Inzdidenz von 17 Leukopenien, die bei Frauen stark gehäuft waren, gegenüber 25 Leukozytosen (außerhalb der initialen pseudofebrilen Komplikationen) ergab. Unter wöchentlichen Kontrollen gab es keine Todesfälle, keine infektiösen Komplikationen, keine Verlegung auf internistische Stationen, jedoch völliges oder vorübergehendes Absetzen von Clozapin in 16 Fällen wegen der Blutbildveränderungen.

Praxis der Langzeitbehandlung in 23 Jahren

Die Indikation zu einer LZB mit Clozapin kann sich bei jeder Psychopathologie zwischen Depression und paranoid-halluzinatorischer Schizophrenie herausstellen. Es kommen typische Depressionen, atypische Depressionen wie paranoide, mischbildhafte, sensitive, meist „therapieresistente" Depressionen in Frage, ferner schizoaffektive Psychosen, manische und manisch-depressive Psychosen und die ganze Fülle der zur schizophrenen Gruppe gerechneten Krankheitsbilder. Auch organische Psychosen, z. B. bei M. Spielmeyer-Vogt, ergeben Indikationen wegen Therapieresistenz unter anderen Pharmaka. Ich berichte hier kurz und in tabellarischer Form über 71 Behandlungsfälle, unter ihnen 51 Frauen und 20 Männer. Die Patientengruppe ist hoch selektiert nach einzelnen oder wiederholten stationären Behandlungen übernommen worden und wird von mir persönlich ohne Fremdhilfe behandelt. Auswahlkriterien sind ausschließlich die Notwendigkeit einer Langzeitbehandlung mit Clozapin, das Verlangen der Patienten nach einer solchen Behandlung und meine Bereitschaft, dies durchzuführen. Die Kranken wurden bis 1993 in der Ambulanz der Psychiatrischen und Nervenklinik des Universitätskrankenhauses Eppendorf in Hamburg behandelt, seither in eigener Stadtpraxis.

Diagnosen: 2 typische endogene Depressionen, 13 atypische endogene Depressionen, 31 schizoaffektive Psychosen, 22 schizophrene Patienten, 3 Fälle von M. Spielmeyer-Vogt.

Begleitmedikation: β-Blocker wurden in 11 Fällen zusätzlich verordnet, Benzodiazepinderivate in 40 Fällen, Carbamazepin in 16 Fällen, Lithium in 13 Fällen, andere Neuroleptika in 12 Fällen, Antidepressiva in 3 Fällen.

Altersverteilung:

	η	Jahre
	3	20
	3	21–30
	12	31–40
	17	41–50
	20	51–60
	14	61–70
	2	70
Summe:	71	

Dosierung

Clozapin (mg)	Anfangsdosis Patienten(n)	Enddosis Patienten(n)
6,25		4
12,5		12
25	12	16
50	21	13
75–100	21	16
150–300	13	10
325–400	3	
500	1	
	Gesamt 71	Gesamt 71

Behandlungsdauer

Jahre	Patienten(n)
0– 1	5
1– 2	9
3– 8	17
9–15	34
ab 16	6
maximal: 23	1
	Gesamt 71

Berufstätigkeit: Selbständige Versorgung des Haushalts oder Teilzeitarbeit oder volle Berufsfähigkeit in 38 Fällen, Rente oder Versorgung durch andere ohne eigene Einkünfte in 33 Fällen.

Die vorstehend geschilderten 71 Patienten sind auch deshalb durch eine starke Selektion zustande gekommen, als Kranke mit durch Medikation verursachten starken Nebenwirkungen, die nicht behebbar sind, in der Gruppe nicht enthalten sind. Ich könnte von einer verbliebenen „Idealgruppe" sprechen, da die Patienten entweder Clozapin in Monomedikation ohne nennenswerte Nebenwirkungen oder eine Kombination nebenwirkungsarmer Psychopharmaka ebenfalls ohne nennenswerte Nebenwirkungen erhalten.

Aus der Betrachtung dieser Patienten ergibt sich, daß Indikation, Wirksamkeit, Verträglichkeit und Langzeiteignung von Psychopharmaka sich weder an nosologische noch an syndromale Grenzen halten.

Nosologische Einordnungen beruhen auf materiellen Merkmalen, deshalb ist die Clozapinzuordnung ein materieller Faktor von faßbarer und kausaler Bedeutung und den substanzlosen nosologischen Begriffen überlegen. Das gleiche gilt auch für Lithium und andere Langzeitpharmaka.

Dennoch kann eine Psychosedemaskierung (Burchard 1958) jederzeit durch eine Medikamentenentziehung die ursprüngliche Psychose wiedererscheinen lassen. Es ist heute noch nicht absehbar und aus der vergleichbaren Literatur auch nicht zu entnehmen, in welchen Zeiträumen gehofft werden darf, einmal völlig die tragenden Psychopharmaka absetzen zu können, ohne auch nach längerer Zeit ein Rezidiv hervorzurufen. Die günstigste Taktik, die sich hier bewährt hat, ist ein äußerst langsames Reduzieren. Dennoch ist auch nach Absetzen von 1/4 Tablette Leponex 25, also 6,25 mg, noch ein massives Psychoserezidiv möglich. In anderen Fällen ist ein Ende der LZB aber doch erreichbar.

Nicht selten schien mir dies in Fällen möglich, bei denen schwere Lebenskonflikte wie ein ungeeigneter Partner oder schwerste Konflikte mit den Eltern bereinigt wurden.

Der Absetzdruck, welcher von den Patienten und ihrer Umgebung ausgeht, ist oft ebenso chronisch wie die Krankheit selbst. Jedoch auch in dieser Hinsicht ist meine Gruppe hoch selektiert, da unbeständige Kranke fast schon aus ihr ausgeschieden sind.

Ein entscheidendes Merkmal von LZB ist der Qualitätserhalt. Ich halte diesen für unerläßlich, um das eigentliche Ziel einer LZB zu erreichen: eine ursprünglich ungünstig erscheinende Prognose zu verbessern und eine Remission in Reichweite zu bringen. Selbst eine Symptomremission während einer LZB ist schon soviel wert, daß der ganze Einsatz lohnt. Mit sind keine anderen prognostischen Faktoren bekannt, die derartig zuverlässig sind wie eine gelingende, sorgfältige und stets auf gleichem Qualitätsniveau bleibende LZB. Nach Huber, Schüttler und Gross (1979) ist bei einem weit gefaßten Schizophreniebegriff mit 50 % Remissionen zu rechnen. Es dürfte also eine prognostisch günstige Gruppe sein, die jahrzehntelang LZB ermöglicht und einer ständigen Symptomremission zugänglich ist. Zu der gleichen Gruppe dürften auch die schließlich mit Erfolg medikamentenfrei gewordenen Patienten gehören.

Ich scheue mich nicht, im gelingenden Fall von rekonstruktiver Therapie zu sprechen. Eine Persönlichkeit wird wiederhergestellt. Dies gilt auch für eine LZB mit Psychopharmaka. In der Behandlung verlieren die Patienten die Angst vor den eigenen Ängsten, werden therapeutisch immer zugänglicher, und gleichzeitig erreichen sie durch die Vertrautheit mit sich selbst höhere Remissionsgrade. Nach Erreichen des Lernziels Autonomie liegen die Konsultationsfrequenzen bei Abständen von 3 Monaten bis zu einem Jahr.

Das allerhöchste Ziel scheint eine Wiedererlangung des Glaubens beim Patienten an das Umgreifende (K. Jaspers) in sich zu sein, an das Transzendente in ihm, das Vertrauen auf sein „Alter ego". Erreicht er dieses, kann von einer Abhängigkeit vom Arzt oder von den Medikamenten wirklich keine Rede mehr sein.

Zusammenfassung

Der Verfasser legt die Grundzüge der Langzeitbehandlung von affektiven und schizophrenen Kranken unter Einschluß einiger organischer Fälle dar. Viele Faktoren müssen beachtet werden, viele Umstände müssen günstig beeinflußt werden oder von vornherein einer positiven Modifikation zugänglich sein, um das Ziel einer Langzeitbehandlung, nämlich die vollständige Autonomie des ehemals Kranken zu erreichen. Die Arbeit schließt einen kurzen Bericht über 71 ausgewählte Behandlungsfälle einer Langzeitbehandlung mit Clozapin bis zu maximal 23 Jahren Dauer ein. Etwa die Hälfte der Patienten ist voll erwerbstätig oder Selbstversorger im eigenen Haushalt.

Literatur

Bente D, Engelmeier MP, Heinrich K, Hippius H, Schmitt W (1966) Klinische Untersuchungen über eine neue Gruppe trizyklischer Neuroleptika (Substanzen mit 7gliedrigen heterozyklischen Zentralringen). In: Bill H (ed) Neuropsychopharmacology Proceedings of the 5th International Congress of the Colloquium Internationale Neuropsychopharmacologicum; Washington, 28–31th March, 1966. Aus Haase (1961); Huber, Gross Schüttler (1979) und Junge (1994) (Exerpta medica Foundation, Amsterdam, 1967 International Congress Series No. 129, pp 977-983)

Burchard JM (1962) Klinisch-psychiatrische Erfahrungen mit Tryptizol. Nervenarzt 33:319-322

Burchard JM (1987) Therapieresistente Depression aus klinischer Sicht. In: Burchard JM, Seuert O (Hrsg) Therapieresistente Depressionen. Zuckschwerdt, München Bern Wien San Franzisko

Burchard JM (1989) Therapiefähigkeit durch psychopharmakologische Behandlung. München Wiss Publ

Burchard JM (1992) Die Behandlung therapieresistenter Depressionen und blander Psychosen mit Clozapin (Leponex). In: Naber D, Müller-Spahn F (Hrsg) Clozapin. Schattauer, Stuttgart New York

Burchard JM, Jünge H (1987) Gutachten über Clozapin.

Gross H, Langner E, Pfolz H (1974) Clozapin in der Langzeittherapie der chronischen Schizophrenie. Arzneimittelforschung 24:987-989

Haase HJ (1961) Das therapeutische Achsensyndrom neuroleptischer Medikamente und seine Beziehung zu extrapyramidaler Symptomatik. Fortsch Neurol Psychiatr 2:245-247

Huber G, Gross G, Schüttler R (1979) Schizophrenie. Eine Verlaufs- und Sozialpsychiatrische Langzeitstudie. Springer, Berlin Heidelberg New York Tokyo

Jünge H (1994) Retrospektive Untersuchung der Clozapin-Behandlung von 208 Patienten der Psychiatrischen Universitätsklinik Hamburg-Eppendorf. Dissertation Hamburg

Juul Povlsen U, Noring U, Fog R, Gerlach J (1985) Tolerability and Therapeutic Effect of clozapine. Acta Psychiatr Scand 71:176-185

Kirkegaard A, Hammershøj E, Østergard P (1982) Evaluation of side effects due to clozapine in long-term treatment of psychosis. Arzneimittelforschung 32:465-468

Kuha S, Miettinen E (1986) Long-term effect of clozapine in schizophrenia Nord Psychiat Tidskr 40:225-230

Liefke T (1992) Langzeitbehandlung chronisch-schizophrener Patienten. In: Naber D, Müller-Spahn F (Hrsg) Clozapin. Schattauer, Stuttgart New York

Lindström LH (1988) The effect of long-term treatment with Clozapine in schizophrenia: A retrospective study in 96 patients treated with clozapine for up to 13 years. Acta Psychiatr Scand 77:524-529

Meltzer HY, Alphs LD, Bastani B, Ramirez LF, Kwon K (1991) Clinical efficacy of Clozapine in the treatment of schizophrenia. Pharmacopsychiatry 24:44-45

Naber D, Holzbach R, Perro C, Hippius H (1992) Clinical management of Clozapine patients in relation to efficacy and side-effects. Br J Psychiatr 160 (Suppl 17):54-59.

Pietzcker A (1985) Langzeitbehandlung schizophrener Erkrankungen. In: Burchard JM (Hrsg) Behandlung der Schizophrenie. 1. Hamburger Psychopharmakologie-Seminar 23.2.1985. Schürholz, München

Clozapintherapie in der nervenärztlichen Praxis

T. Grobe

Der Beitrag befaßt sich mit der Clozapintherapie in der Praxis. Die eigenen Erfahrungen stützen sich dabei auf eine 13jährige Tätigkeit in einer nervenärztlichen Gemeinschaftspraxis, die vom Vater 1950 gegründet wurde und gemeinsam mit der Mutter nach dessen Ausscheiden seit 1991 weitergeführt wird.
So kann über langjährige Erfahrungen bei der Therapie mit Clozapin berichtet werden.

Clozapinpatienten 1993

Im Jahre 1993 standen 18 Patienten in Clozapinbehandlung; sie wurden seit bis zu 31 Jahren in unserer Praxis behandelt und erhielten seit bis zu 10 Jahren Clozapin. Von diesen 18 Patienten litten 14 Patienten (5 Männer, 9 Frauen im Alter von 21–74 Jahren) unter Erkrankungen aus dem schizophrenen Formenkreis.
Die 74jährige Patientin erhielt Clozapin erstmals im Jahr 1975, allerdings niedrig dosiert und – wegen des ungenügenden Erfolgs – nur kurzfristig. Sie erhielt Clozapin wieder seit 1983, es konnte aber nur eine Milderung der Symptomatik erreicht werden.
Zu nennen ist weiter 1 Patient mit paranoider Psychose bei Epilepsie. Diese Behandlung wird seit einem stationären Aufenthalt 1984 trotz des erhöhten Anfallrisikos mit gutem Erfolg gegen die paranoide Symptomatik durchgeführt. Die Patientin litt unter partiell-komplexen und generalisierten zerebralen Anfällen, wahrscheinlich infolge frühkindlicher Hirnschädigung. Die Chronizität der paranoiden Symptome bei dieser Patientin spricht eher gegen eine sog. epileptische Psychose, zumal die psychopathologische Symptomatik während der akuten psychotischen Episoden kaum organische psychische Störungen erkennen ließ.
Weiter ist ein mittlerweile 33jähriger Patient zu nennen, der sich im Alter von 19 Jahren eine schwere Schädel-Hirn-Verletzung mit hirnkontusioneller Schädigung und subduraler Blutung rechts neben Schädelfrakturen und anderen chirurgisch belangvollen Verletzungen zugezogen hat und seither unter einer schweren organischen Wesensänderung vom kritikeingeengt-euphorischen Typ mit zeitweilig aggressiven Verhaltensweisen leidet, außerdem unter gelegentlichen posttraumatischen Anfällen.

Aufgrund der schweren Wesensänderung wurden vielfache stationäre Aufenthalte erforderlich.

Im Rahmen eines psychiatrischen stationären Aufenthalts wurde der Unfallverletzte auf Clozapin eingestellt, neben dem bereits langjährig verordneten Carbamazepin, wodurch eine Besserung seiner aggressiven Verhaltensweisen erreicht werden konnte.

Außerdem wurden mit Clozapin 2 Patienten mit paranoiden Syndromen bei zerebralen Abbauprozessen mit Parkinson-Syndrom behandelt. In diesen Fällen war eine Verringerung der L-Dopa-Medikation wegen der ausgeprägten Parkinsonsymptomatik nicht möglich.

Neueinstellung

Bei 13 Patienten wurde Clozapin erstmals im Rahmen einer stationären psychiatrischen Behandlung verordnet.

3 Patienten waren bereits bei Behandlungsübernahme von einer anderen Praxis ambulant auf Clozapin eingestellt.

2 Patienten erhielten Clozapin erstmals im Rahmen der eigenen ambulanten Behandlung.

Wie bereits ausgeführt, wurde die Indikation zur Clozapintherapie damit bei den eigenen Patienten bei therapieresistenten endogenen Psychosen des schizophrenen Formenkreises gestellt, außerdem bei Patienten mit Parkinsonsyndrom und paranoider Symptomatik, in einem Fall wurde Clozapin wegen aggressiver Verhaltensweisen bei schwerer, posttraumatischer organischer Wesensänderung vom kritikeingeengt-euphorischen Typ verordnet.

Die Patienten erhielten zwischen 12,5 und 350 mg Clozapin täglich und lagen damit meist unter den kliniküblichen Dosierungen. Rückfälle traten insgesamt selten auf.

Bei einem 36jährigen Mann wurde 1993 leider ein stationärer Aufenthalt erforderlich, nachdem er die zuletzt sehr niedrige Dosis von 25 mg selbständig ohne weitere Rücksprache abgesetzt hatte, obwohl er keine Nebenwirkungen beklagen mußte.

Nebenwirkungen

Schwerwiegende Nebenwirkungen wurden bei den eigenen, langjährig behandelten Patienten nicht beobachtet.

Bei höherer Dosierung wurde über Müdigkeit geklagt. Eine Gewichtszunahme wurde mitunter als beeinträchtigend erlebt, auch bei niedrigeren Dosierungen.

Zu den anderen möglichen Nebenwirkungen sei auf die übrigen Beiträge verwiesen (s. auch Naber u. Müller-Spahn 1992, 1994).

Clozapinmanagement in der Praxis

Schwierigkeiten können sich erfahrungsgemäß bei Beginn der Behandlung mit Clozapin ergeben. So sind die Patienten vom Zweck und Nutzen einer „Sonderbehandlung" zu überzeugen. Dies gelingt bei den wiederholt erfolglos oder unzureichend behandelten Patienten in der Regel aber ohne größere Probleme. Nur gelegentlich kann trotz intensiver Überzeugungsarbeit beim Patienten und auch bei den Angehörigen eine Zustimmung zur Clozapintherapie nicht erreicht werden.

Bei Einstellung von Patienten auf Clozapin in der Klinik sollte der Klinikarzt vor der Entlassung des Patienten mit dem weiterbehandelnden Arzt Kontakt aufnehmen, um die Fortführung der Behandlung und die notwendigen Kontrollen zu gewährleisten.

Nach Behandlungsbeginn ist die Motivation zur regelmäßigen Medikamenteneinnahme ein weiteres Problem. Dieses ist bei der Clozapintherapie aber nicht größer als bei anderen Neuroleptika. Die Patienten müssen im Behandlungsverlauf immer wieder von der Notwendigkeit einer regelmäßigen Einnahme überzeugt werden. Dies gelingt in der Regel aber recht gut, da Begleit- und Nebenwirkungen meist nur gering oder mäßig ausgeprägt sind und die Leidensgeschichte der Patienten diese von der Notwendigkeit einer Langzeitbehandlung überzeugt hat.

Regelmäßige Blutbildkontrollen

Probleme ergeben sich nach eigener Erfahrung häufig bei der regelmäßigen Blutbildkontrolle.

Hierzu sind die Patienten aus Krankheitsgründen oft nicht ausreichend zu bewegen. Vorwiegend ist hierfür der soziale Rückzug bei Defektsymptomatik mit Antriebsstörung, Nivellierung und auch Kritikeinengung verantwortlich.

Die für die regelmäßige Clozapinbehandlung vom Hersteller zur Verfügung gestellten Hilfsmittel wie Merkblatt und Leponexpaß können hier durchaus als Gedächtnisstützen hilfreich sein, nicht nur für den Patienten, sondern auch für den Arzt – auch wenn der organisatorische Aufwand zur Nutzung derartiger Hilfsmittel nicht gering ist.

Zu bedenken ist hierbei auch, ob mit der Vorgabe von Regeln zur Therapieüberwachung durch das Schaffen von Fakten ein Standard normiert wird, der nicht in allen Fällen eingehalten werden kann. Schematische und schablonenhafte Behandlungsrichtlinien werden nämlich der Vielfalt der Behandlungssituationen nicht gerecht, sondern setzen möglicherweise den Arzt dem Vorwurf fahrlässiger Verhaltensweisen ungerechtfertigt aus.

So können die geforderten regelmäßigen Leukozytenkontrollen nicht in allen Fällen durchgesetzt werden.

Als Beispiel sei der Fall einer Patientin angeführt:

Die jetzt 43jährige Patientin, die nicht in Nürnberg wohnt, wird seit 1975 in der eigenen Praxis behandelt. Insgesamt 5 stationäre psychiatrische Aufenthalte waren erforderlich. Seit 1983 erhält sie Clozapin.

Die Ersteinstellung erfolgte im Rahmen einer stationären Behandlung. Seit der Einnahme von Clozapin sind akute psychotische Episoden nicht mehr aufgetreten, allerdings besteht eine deutliche Minussymptomatik. Die Patientin versorgt sich nur mit Hilfe der Eltern, sie hat wenig soziale Kontakte und ist nur mit sehr großer Mühe zum Arztbesuch zu bewegen.

Die Patientin kommt nicht regelmäßig in die Praxis, jeweils nur auf großes Drängen und dann nur in Begleitung des Vaters – womit regelmäßige Blutbildkontrollen nicht gewährleistet sind.

Trotz wiederholter Briefe an die Patientin, trotz wiederholter Mahnungen ist es in diesem Fall nicht möglich, die geforderten Maßnahmen durchzusetzen.

Dem scheinbar naheliegenden Vorschlag, Clozapin dann eben nicht zu verordnen, ist zu entgegnen, daß derartige Verhaltensweisen mit dem Ethos des Psychiaters nicht vereinbar sind.

Eine derart defensive Medizin, die vorrangig den Psychiater schützt ohne Berücksichtigung des Wohls des Patienten, verdient nach eigener Überzeugung nicht das Prädikat guten ärztlichen Handelns.

Wenn dieser Patientin das bewährte Neuroleptikum verweigert wird, ist die Wahrscheinlichkeit einer Exazerbation mit der Notwendigkeit einer stationären Behandlung, dann gegen den Willen der Patientin, sehr hoch.

Von untergeordneter Bedeutung sind nach eigener Auffassung hier die Kosten, die durch entsprechende Zwangsmaßnahmen und stationäre Behandlungen entstehen.

Auch bleibt unwichtig, daß sich das Bild psychiatrischer Kliniken heutzutage doch glücklicherweise gewandelt hat, sodaß ein stationärer Aufenthalt nicht mehr vorrangig als Freiheitsberaubung unter unwürdigen äußeren Umständen zu werten ist.

Entscheidend bleibt, daß der behandelnde Arzt durch die Nichtverordnung eines bewährten Neuroleptikums bei niedrigem Weiterverordnungsrisiko einen stationären Aufenthalt bewirkt, der von der Patientin gefürchtet wird. Auch ist auf das nicht unerhebliche Suizidrisiko im Fall einer durch das Absetzen des Neuroleptikums bedingten Exazerbation der Psychose hinzuweisen.

Die ärztliche psychiatrische Entscheidung hat sich damit zwischen den beiden Polen zu bewegen:

– Medikament ohne Kontrolle verordnen bei weiterer Stabilität oder
– Abbruch der Medikation wegen fehlender Kontrollen und höhere Wahrscheinlichkeit eines stationären psychiatrischen Aufenthalts.

In dieser Situation ist es nach eigener Überzeugung geboten, Clozapin unter Verzicht auf die optimalen Kontrollen – mit dem Bemühen nach möglichst guten Kontrollen – weiter zu verordnen. Die Verweigerung einer Verordnung bei mehr juristisch vorhandenem Gefahrenpotential als tatsächlichem Risiko ist nach eigenem Berufsverständnis nicht zu rechtfertigen.

Dabei soll mit diesen Bemerkungen die Verantwortung für die Clozapinbehandlung nicht auf andere Institutionen einschließlich der Pharmaindustrie abgewälzt werden. Es sollen lediglich diejenigen, die Standards für die Behandlung mit Neuroleptika setzen, auf diesen Konflikt hingewiesen werden und auch aufgefordert werden, die Situation des verordnenden Psychiaters, der sich seiner Verantwortung bewußt ist, nicht unnötig zu erschweren.

Ausdrücklich soll aber nochmals auf die Notwendigkeit regelmäßiger Blutbildkontrollen hingewiesen werden. Auch die Leberwerte sollten gelegentlich überprüft werden.

Wenn in Einzelfällen die regelmäßigen Kontrollen nicht durchgesetzt werden können, ist unbedingt eine ausführliche Dokumentation der Gründe erforderlich, einschließlich einer Information der Betroffenen und der Angehörigen, ggf. auch der Betreuer und des Gerichts sowie möglichst deren schriftliches Einverständnis.

Verbesserung der Therapieüberwachung

Im Zusammenhang mit der Therapieüberwachung sei auch auf Möglichkeiten hingewiesen, die zu einer Verbesserung der Therapiesicherheit beitragen können und die nach eigener Überzeugung in unserer Wohlstandsgesellschaft trotz knapper finanzieller Mittel auch geboten wären.

Da das Problem bei der Behandlung chronisch psychisch Kranker sehr häufig der soziale Rückzug ist, sollte eine zeitgemäße psychiatrische Versorgung auch sozialpsychiatrische Maßnahmen umfassen.

Für sozialpsychiatrische Betreuungsaufgaben ist auch nicht unbedingt ein hochqualifizierter Facharzt notwendig. Die Alltagsbetreuung der Patienten läßt sich durch Sozialpädagogen oder psychiatrische Fachkrankenpfleger und -schwestern wesentlich besser durchführen als durch gelegentliche Arztbesuche.

So könnte ein durch den niedergelassenen Psychiater eingesetzter psychiatrischer Fachkrankenpfleger hier mit sehr gutem Erfolg zu einer Verbesserung der Versorgung dieser Patienten beitragen.

Wenn es gelänge, dem sozialen Rückzug dieser Patienten entgegenzuwirken, wäre der Therapiesicherheit und auch der Lebensqualität der Patienten geholfen.

Die alte psychiatrische Erfahrung, daß psychiatrische Behandlung nicht nur Psychopharmakotherapie ist, sondern dazu auch vielfältige begleitende psychotherapeutische und soziale Maßnahmen notwendig sind, kann immer nur wiederholt werden.

Der Mangel derartiger grundlegender notwendiger Hilfsmöglichkeiten in unserer psychiatrischen Versorgung kann dem Psychiater sicher nicht als Organisationsverschulden angelastet werden. Auch kann vom Psychiater nicht gefordert werden, in der Freizeit Versorgungslücken stopfen zu helfen, die Staat und Gesellschaft nicht schließen wollen.

Die Zwickmühle der Clozapintherapie mit Forderung nach regelmäßigen Blutbildkontrollen einerseits und andererseits der Notwendigkeit einer regelmäßigen Verordnung durch den Psychiater, ohne daß er diese regelmäßigen Kontrollen immer und unter allen Umständen gewährleisten kann, zeigt beispielhaft Lücken in unserer derzeitigen Versorgung chronisch psychisch Kranker auf.

Mit diesen Bemerkungen zur Sozialpsychiatrie ist das Thema der Clozapintherapie in der Praxis nur scheinbar überschritten. Schließlich verhindern ein stabiles soziales Umfeld und Psychopharmaka am besten Rückfälle in psychotische Zustände.

Zusammenfassung

Eine Indikationsstellung zur Behandlung mit Clozapin hat sowohl in der Klinik als auch in der Praxis grundsätzlich streng und nach sorgfältiger Abwägung zu erfolgen, auch wenn Clozapin nach eigener Überzeugung bewährt, für die Therapie sicher und damit insgesamt bei enger Indikationsstellung unverzichtbar ist.

Die Rate der Neben- und Begleitwirkungen ist erträglich.

Besondere Probleme ergeben sich bei der Clozapintherapie in der nervenärztlichen Praxis in der Regel nicht.

Notwendig ist, auch dies bleibt unmißverständlich, eine regelmäßige Kontrolle der Laborwerte des Patienten.

In Einzelfällen, in denen ein regelmäßige Kontrolle nicht erreichbar ist, kann nach sehr sorgfältiger Abwägung eine Weiterverordnung gerechtfertigt sein. Zu empfehlen ist dann eine gründliche und ausführliche Dokumentation der Entscheidungsgründe.

Ausdrücklich sind die Patienten aufzuklären, soweit vorhanden auch die Angehörigen, die Betreuer und ggf. das Gericht mit möglichst auch schriftlicher Einverständniserklärung.

Eine Verbesserung der Therapieüberwachung kann durch eine sozialpsychiatrische Betreuung erreicht werden, die allerdings durch mangelhafte Kostenregelungen noch unzureichend ist.

Literatur

Naber D, Müller-Spahn F (1992) Clozapin. Pharmakologie und Klinik eines atypischen Neuroleptikums. Eine kritische Bestandsaufnahme. Schattauer, Stuttgart
Naber D, Müller-Spahn F (1994) Clozapin. Pharmakologie und Klinik eines atypischen Neuroleptikums. Neuere Aspekte der klinischen Praxis. Springer, Berlin Heidelberg New York Tokyo

Sachverzeichnis

A
Absetzversuch 14
Agranulozytose 5
Akathisie 24
Antidepressiva 3
Antikonvulsiva 22
Aufklärung 19

B
Behandlung mit Antidepressiva 35
– schizophrener Minussymptomatik 35
Benzodiazepine 3, 23

C
Clozapindosis 1, 69
Clozapintherapie in der Praxis 105
Compliance 1, 63, 81, 95

D
Definition von Therapieresistenz 10
Diagnostik der Minussymptomatik 30

E
Einstellung auf Clozapin 21
Einverständniserklärung 19
Elektrokrampftherapie 15

F
Familienangehörige 95

G
Gewichtszunahme 4
Granulozyten-Koloniestimulierenden Faktor (G-CSF) 6
Granulozyten-Makrophaßgen-Koloniestimulierenden Faktor (G-CSF) 6

H
Häufigkeit von Therapieresistenz 10
Hochdosierung von Clozapin 14

I
Intervallbehandlung 68

K
kognitive Funktionen 1
Kombination von Clozapin
   mit Neuroleptika 3, 85
kontrollierte Anwendung 5

L
Langzeitbehandlung 93
Langzeitmedikation 67
Langzeitstudien der Schizophrenie 9
Lebensqualität 56
Leukopenie 5
Lithium 3, 24

M
malignes-neuroleptisches Syndrom 4
Minussymptome primäre, sekundäre
   (s. schizophrene Minussymptomatik)
Müdigkeit 4

N
Nebenwirkungen 4, 98
Neuroleptisch behandelter Krankheitsverlauf 65

O
Olanzapin 45

P
Prädiktion des Krankheitsverlaufs 66

R
Rezidivprophylaxe 63
Risperidon 41

S
schizophrene Minussymptomatik 29, 30, 35

Serotoninwiederaufnahmehemmer 3
Soziotherapeutische Maßnahmen 15
Speichelfluß 24
Strategien neuroleptischer
  Rezidivprophylaxe 67

T
Therapieresistenz 9, 10
– Prädiktoren 12

U
Umstellung auf Clozapin 2
Unbehandelter Krankheitsverlauf 63

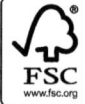

MIX
Papier aus verantwortungsvollen Quellen
Paper from responsible sources
FSC® C105338

If you have any concerns about our products,
you can contact us on
ProductSafety@springernature.com

In case Publisher is established outside the EU,
the EU authorized representative is:
**Springer Nature Customer Service Center GmbH
Europaplatz 3, 69115 Heidelberg, Germany**

Printed by Libri Plureos GmbH
in Hamburg, Germany